Handwerk der Psychotherapie
Band 6

Psychotherapie-Verlag

Handwerk der Psychotherapie

herausgegeben und begründet von

Steffen Fliegel, Münster

Arist von Schlippe, Osnabrück/Witten

Ulrich Streeck, Göttingen

Psychotherapie-Verlag

Tübingen

Claudius Stein

Psycho-therapeutische Krisen-intervention

herausgegeben

von

Ulrich Streeck

Psychotherapie-Verlag

Tübingen

2015

Kontaktadresse

Dr. Claudius Stein
Kriseninterventionszentrum Wien
Lazarettgasse 14A
A-1090 Wien

E-Mail: claudius.stein@chello.at

Bibliografische Information der Deutschen Nationalbibliothek
Die Deutsche Nationalbibliothek verzeichnet diese Publikation in der Deutschen Nationalbibliografie; detaillierte bibliografische Daten sind im Internet über http://dnb.d-nb.de abrufbar.

Hechinger Straße 203
72072 Tübingen

E-Mail: mail@psychotherapie-verlag.com
Internet: www.psychotherapie-verlag.com

Umschlag: Winkler_Design, Tübingen
Gestaltung & Satz: Julia Franke, Tübingen
Druck und Bindung: CPI books GmbH, Leck

ISBN 978-3-86333-006-4

Inhalt

Geleitwort des Buchherausgebers

Wenn von einer ‚Krise' die Rede ist, bezieht sich das meist auf eine Situation, in der sich Verhältnisse verengt und zugespitzt haben und höchst unsicher ist, manchmal auf Messers Schneide steht, in welche Richtung sich die Situation weiterentwickelt. Angesichts der grundsätzlichen Offenheit der Situation – die krisenhaften Verhältnisse können sich ebenso in die eine wie in die entgegengesetzte Richtung entwickeln – wird häufig das mit einer Krisensituation einhergehende potentielle Entwicklungspotenzial betont, indem die Situation eine Wendung in Richtung auf bis dahin unentdeckte, neue Möglichkeiten nehmen und die Krise eine Chance für neue und kreative Lösungen bieten kann. In diesem Sinn kann – von außen betrachtet – eine Krise als Situation verstanden werden, die ebenso in einem Desaster münden wie bis dahin unentdeckte Möglichkeiten eröffnen kann.

Im psychosozialen Feld ist die Gefahr oftmals groß, dass *Krisen* statt zu kreativen Lösungen zu führen in eine Katastrophe enden. Darum ist hier, um schwerwiegende Folgen für die betroffene Person oder für andere Personen in deren Umgebung zu verhindern oder zu mildern, meist rasches Handeln von außen erforderlich. Vor diesem Hintergrund gibt es heute zahlreiche Einrichtungen, an die sich Betroffene in Krisensituationen wenden können – Beratungsstellen, seelsorgerische Einrichtungen, Notdienste, psychosoziale Arbeitskreise, spezielle Einrichtungen für suizidgefährdete Kinder und Jugendliche, Krisentelefone, spezielle Anlaufstellen für Betroffene in Krisensituationen an psychiatrischen und psychotherapeutischen Kliniken und Krankenhausabteilungen, Kriseninterventionszentren u. a.

Claudius Stein, Autor des vorliegenden Bandes *Psychotherapeutische Krisenintervention,* ist ärztlicher Leiter des Kriseninterventionszentrums Wien. Die Wiener Einrichtung hat eine lange Geschichte: Das Zentrum wurde 1948 als weltweit erste Einrichtung der Lebensmüdenfürsorge für Menschen nach einem Suizidversuch und für Angehörige von Menschen, die sich selbst getötet haben, von dem Psychiater und Neurologen Erwin Ringel gegründet. 1977 kam die Wiener Einrichtung in die Trägerschaft eines eigens zu diesem Zweck gegründeten Vereins, des Vereins ‚Kriseninterventionszentrum', in dem sich – für bürokratische Institutionen hierzulande ungewöhnlich – Vertreter verschiedener Einrichtungen zusammengeschlossen haben, des österreichischen Bundesgesundheitsministeriums, der Caritas, der Gemeinde Wien, der Sozialversicherungsträger, der Bundesarbeitskammer und des Gewerkschaftsbundes. Dabei hat das Zentrum die Rechtsform einer selbstständigen Einrichtung und ist organisatorisch auch nicht an andere Institutionen wie etwa eine psychiatrische Klinik gebunden. Das hat u. a. den Vorteil, dass die Schwelle sehr niedrig ist, die manchen Betroffenen daran hindern könnte, den Kontakt zu einer klinischen oder psychiatrischen Einrichtung aufzunehmen aus der Befürchtung heraus, für geisteskrank erklärt zu werden.

Von dem Wiener Kriseninterventionszentrum sind diverse Impulse ausgegangen, die die Entwicklung anderer Einrichtungen, die Aufgaben der Krisenintervention übernehmen, angeregt haben.

Zu den Aufgaben des Wiener Zentrums gehört wie schon bei dessen Gründung die Beratung und Therapie von Patienten, die in eine akute Krise geraten und darunter suizidal geworden sind, gehen heute aber weit darüber hinaus. Die Angebote richten sich an alle Personen, die in psychosoziale Krisen jedweder Art geraten oder akut traumatisiert sind; dazu gehören auch Situationen, in denen Gewalt droht. Dabei ist es das erklärte Ziel, insbesondere auch Klienten sozial schwacher und benachteiligter gesellschaftlicher Gruppen anzusprechen. Das wird unter anderem dadurch erreicht, dass für die Ratsuchenden keine Kosten entstehen, ein Beratungsangebot möglichst noch am Tag der Kontaktaufnahme bereitgestellt wird, die ratsuchende Person anonym bleiben oder der Kontakt zu den Mitarbeitern des Zentrums auch per E-Mail gesucht und aufrechterhalten werden kann. Die therapeutischen Angebote konzentrieren sich – wie für eine Kriseninterventionseinrichtung typisch – außer auf beratende Aktivitäten auf Kurz- und Fokalbehandlungen. Therapie ist jedoch nicht der Schwerpunkt von Kriseninterventionen, sind psychosoziale Krisen doch, wie der Autor deutlich macht, keine Störungen, sondern Ereignisse, in die jeder geraten kann. In eine psychosoziale Krise kann jemand ebenso aufgrund des Verlustes eines wichtigen anderen Menschen geraten wie aufgrund von Lebensumständen, die einen schwierig zu vollziehenden Entwicklungsschritt verlangen, aufgrund von eingreifenden situativen Veränderungen, die die momentanen Anpassungsmöglichkeiten übersteigen, ebenso wie aufgrund von Erfahrungen, die massive Beeinträchtigungen des Selbstwertgefühls nach sich ziehen. Weder das eine noch das andere muss in irgendeiner Weise auf psychopathologische Umstände hinweisen.

Der vorliegende Band von Claudius Stein zur psychotherapeutischen Krisenintervention erörtert anhand anschaulicher Beispiele aus dem Arbeitsalltag am Wiener Zentrum die vielfältigen Aufgaben und Aktivitäten, die psychotherapeutische Krisenintervention ausmachen. Der Autor stellt die Grundlagen von Kriseninterventionsarbeit ebenso dar wie die Gefährdungen des Klienten, die mit unterschiedlichen Krisen einhergehen können. Auch in Verbindung mit Kriseninterventionen hat sich, wie Claudius Stein zeigt, die große Bedeutung der interpersonellen Beziehung für das Gelingen erwiesen. In einem eigenen abschließenden Kapitel zeigt der Autor auf, wie sich vor dem Hintergrund des demographischen und technischen Wandels die Kriseninterventionsarbeit verändert hat. Das betrifft zum einen die besonderen Anforderungen, vor die der Umgang mit Krisen stellt, in die insbesondere alte Menschen leicht geraten können, das betrifft zum anderen die besonderen Umstände, Gefährdungen wie Chancen, die mit der Digitalisierung der alltäglichen Lebenswelt und den Möglichkeiten einhergeht, die das Internet und die Kontaktaufnahme per E-Mail bieten.

Die Lektüre des Bandes 6 der Reihe *Handwerk der Psychotherapie* kann für noch unerfahrene Berater und Therapeuten, die sich in das Gebiet der Krisenintervention einarbeiten wollen, eine höchst informative Hilfe zum Einstieg in das Gebiet sein. Ebenso finden in der Kriseninterventionsarbeit erfahrene Berater und Therapeuten in dem Band eine anregende und bereichernde Lektüre.

Göttingen, im September 2015 *Ulrich Streeck*

1

Zwei Fallbeispiele – Was Krisenintervention erreicht

Psychosoziale Krisen sind Situationen, in denen Menschen unter erheblichem inneren und äußeren Druck stehen und die oft mit einer großen emotionalen Belastung einhergehen. Zwar bergen Krisen die Chance für Veränderung und Wandel, aber sie haben auch ein enormes Gefahrenpotential. Dies erfordert oftmals rasches Handeln, um Gewalteskalationen zu verhindern, eine akute suizidale Einengung aufzulösen oder den Klienten vor anderen zusätzlich schädigenden Entwicklungen zu schützen. Unerlässliche Basis dafür, dass die Intervention gelingen kann und katastrophale Entwicklungen vermieden werden, ist die Herstellung einer tragfähigen und vertrauensvollen Beziehung zwischen Therapeut und Klient. Keine Krise gleicht der anderen und es bedarf seitens des Therapeuten großer Flexibilität, um jedes Mal aufs Neue mit den Betroffenen gemeinsam den jeweils individuellen Weg aus einer subjektiv zunächst oft aussichtslos erscheinenden Situation zu finden.

Die folgenden zwei Fallbeispiele sollen veranschaulichen, mit welchen spezifischen Herausforderungen Psychotherapeuten und Psychotherapeutinnen* in der Krisenintervention konfrontiert sind.

1.1 Herr K. – Wenn die Liebe zerbricht

Der 43-jährige Herr K. sucht das Kriseninterventionszentrum auf. Er wirkt bedrückt, erschöpft und äußerlich vernachlässigt. Er berichtet, dass er das Gefühl habe, sein Leben bräche zusammen. Bisher sei er ein tatkräftiger, entschlussfreudiger Mensch gewesen, der

---

* Aus Gründen der besseren Lesbarkeit wird im Weiteren darauf verzichtet, beide Geschlechter ausdrücklich zu benennen; die Personenbezeichnungen beziehen sich gleichermaßen auf Frauen und Männer.

auch schwierige Situationen wie den Konkurs seiner Firma zwei Jahre zuvor allein gut bewältigen konnte. Er stelle hohe Ansprüche an sich, konnte diesen bisher aber immer gerecht werden. Zwischenzeitlich hatte er mehrere Beschäftigungen im mittleren Management, diese aber alle im Zuge der Wirtschaftskrise wieder verloren, ein Arbeitgeber schulde ihm noch eine beträchtliche Summe. Seit nunmehr einem halben Jahr ist er arbeitslos. Er schildert, dass es für ihn zunehmend schwierig sei, sich zu bewerben, da ihm jeder ansehen könne, wie schlecht es ihm gehe.

Im Mittelpunkt seiner Schwierigkeiten steht jetzt allerdings die Beziehung zu seiner Frau. Sie sind seit 20 Jahren verheiratet und haben zwei minderjährige Kinder. Er beschreibt die Beziehung folgendermaßen:

Er habe immer sehr viel Verantwortung getragen und alle wesentlichen Entscheidungen getroffen, während seine Frau eher passiv gewesen sei. Seiner Einschätzung nach haben sie eine gute Ehe geführt. Seit drei Monaten allerdings habe sich seine Frau verändert. Sie sei extrem abwertend ihm gegenüber, beschimpfe ihn als Versager und kontrolliere jeden seiner Schritte. Er habe außerdem Hinweise gefunden, dass sie eine außereheliche Beziehung hat. Während eines heftigen Streits habe sie ihn provoziert und direkt aufgefordert, sie doch zu schlagen.

Er empfindet ihr Verhalten als unerträglichen Psychoterror und erlebt die Situation als sehr kränkend. Derzeit steht er fast ohne finanzielle Mittel da. Er grübelt den ganzen Tag, hat Einschlaf- und Durchschlafstörungen, ist perspektiv- und freudlos. Sein Selbstwert ist beeinträchtigt und er sieht keinen Sinn mehr in seinem Leben. Er hatte bisher nie Suizidgedanken, aber wenn seine Frau meint, andere Männer in seiner Situation würden sich aufhängen, dann denke er darüber nach, ob das nicht auch für ihn, aber auch für seine Kinder, die beste Lösung wäre. Seine größte Sorge sei jedoch, dass er sich bei einer der vielen Auseinandersetzungen nicht mehr beherrschen könne und, obwohl er körperliche Gewalt verabscheue, seine Frau schlagen würde.

Herr K. spricht sehr offen über sich und es gelingt, einen guten Kontakt herzustellen. Die Gefühle von Verzweiflung und Hoffnungslosigkeit sind spürbar und seine Ambivalenz wird deutlich. Einerseits empfindet er immer noch Zuneigung zu seiner Frau, er hat den Wunsch, die Beziehung möge wieder in Ordnung kommen, anderseits fühlt er sich gekränkt und erlebt intensive Wut. Sowohl bezüglich der Selbst- wie auch der Fremdgefährdung ist der Therapeut ernsthaft besorgt, besonders weil Herr K. weiter gemeinsam mit seiner Frau lebt und keine Möglichkeit sieht, zumindest kurzfristig an einem anderen Ort zu wohnen. Angesprochen darauf, ob er nicht vorübergehend bei seinen Eltern unterkommen könnte, zeigt sich noch ein zusätzliches Problem: Seine Mutter leidet an einer beginnenden Demenzerkrankung. Er müsse sich um sie kümmern, da sein Vater, zu dem er ein sehr schlechtes Verhältnis habe, auf Grund seiner Alkoholabhängigkeit dazu nicht in der Lage sei. Eine stationäre Aufnahme lehnt er definitiv ab, da er meint, er würde dadurch als psychisch krank stigmatisiert werden und dies – so die Befürchtung – würde seine Situation in vielerlei Hinsicht nochmals verschlechtern.

Herr K. macht den Therapeuten in dieser Situation rat- und hilflos, da er alle Möglichkeiten, diese extrem verstrickte Beziehungssituation zumindest vorübergehend zu verlassen, als unrealisierbar darstellt. Er bringt den Therapeuten damit gleichsam in eine ähnlich ausweglose Situation, wie er sie selbst erlebt. Es ist überaus wichtig, dass der Therapeut diese für den Klienten schwer aushaltbaren Gefühle wahrnehmen und ertragen kann. In aller Regel entlastet dies den Betroffenen.

Das weitere Vorgehen ist konfrontativ. Die Konsequenzen einer Gewalthandlung werden detailliert durchgesprochen sowie Strategien überlegt, die Herrn K. helfen könnten, die Kontrolle über seine Impulse zu bewahren. Er meint, dass ihm Joggen dabei unterstützen könne, seine Wut zu beherrschen. Er erhält eine antidepressive und eine Schlafmedikation, für den nächsten Tag wird ein Telefonat vereinbart. Es wird empfohlen, einen praktischen Arzt aufzusuchen, da er einen erhöhten Blutdruck hat. Herr K. wird sich juristisch beraten lassen und versuchen, seiner Frau, soweit möglich, aus dem Weg zu gehen. Am Ende des Gesprächs wirkt er weniger angespannt, fühlt sich verstanden und ist erleichtert, dass er wegen seiner Gefühle und Impulse nicht verurteilt wird. Auch die Sorgen des Therapeuten nimmt er wahr und kann diese konstruktiv für sich nutzen.

Beim nächsten persönlichen Termin berichtet er, dass es noch am selben Abend zu einer heftigen Auseinandersetzung gekommen sei. Seine Frau habe ihn körperlich attackiert und er sei sicher, dass er sich trotz der katastrophalen Konsequenzen nicht hätte beherrschen können und zugeschlagen hätte, wenn er nicht im Gespräch mit dem Therapeuten ein solches Szenario antizipiert hätte. Er habe dann das Haus verlassen und es war möglich, bei einem Freund zu übernachten. Es sei ihm klar geworden, dass eine Trennung unausweichlich ist, auch wenn ihn das sehr kränkt. Auf Anraten des Rechtsanwaltes reicht er die Scheidungsklage ein. In der Folge findet er wieder Zugang zu seiner früheren Fähigkeit, das Leben aktiv zu gestalten.

Zum Ende der Krisenintervention ist die Situation so weit stabilisiert, dass es zu keiner weiteren offenen Auseinandersetzung mit seiner Frau kommt. Sie reden allerdings kaum mehr miteinander. Herr K. hat kurzzeitig die Möglichkeit, in der Wohnung eines Freundes unterzukommen, seine Eltern borgen ihm Geld, sodass sich die wirtschaftliche Situation etwas entspannt. Er nimmt zwei wichtige Veränderungen an sich wahr: Er kümmert sich mehr um seine Kinder und kann so die Beziehung zu ihnen verbessern, was eine sehr wertvolle Erfahrung ist. Außerdem redet er nun auch mit den Freunden aus der Laufgruppe über seine Probleme. Das erlebt er als sehr hilfreich, zumal andere Männer durch seine Offenheit ermutigt werden, selbst von ihren Trennungserfahrungen zu berichten.

Kommentar: *Man kann die Situation nicht nur als Trennungskrise mit Aspekten eines Verlustes und einer Lebensveränderung verstehen, sondern auch als narzisstische Krise einer narzisstischen Persönlichkeit (vgl. Kap. 2.4.6). Herr K. war lange Zeit auf Grund seines beruflichen Erfolges und der Anerkennung, die ihm dieser in seiner Familie einbrachte, in der Lage, seine narzisstischen Defizite zu kompensieren. Trotz der fortgesetzten Kränkungen, denen er im Berufsleben ausgesetzt war, konnte er sich eine gewisse Stabilität des Selbstwertes – wenn auch vermutlich nur mittels Selbstidealisierung und Verleugnung – bewahren. Als aber seine Frau – offenbar enttäuscht, dass er seine versorgende und schützende Rolle nicht mehr ausfüllen konnte – sich von ihm abwandte und ihm durch ihre Abwertungen zusätzliche massive Kränkungen zufügte, kippte das Gleichgewicht und er geriet in eine massive Selbstwertkrise. In diesem Zusammenhang war auffallend, dass bis zum Ende der Krisenintervention nicht die Trauer um den Verlust der von ihm als positiv beschriebenen langjährigen Partnerschaft im Vordergrund stand, sondern die Gefühle von unerträglicher Kränkung.*

Die tragfähige therapeutische Beziehung und die Möglichkeit der affektiven Entlastung haben relativ rasch zu einer Selbstwertstabilisierung geführt. Dabei war es wichtig, dass der Therapeut die Gegenübertragungsgefühle der Hilflosigkeit und Ausweglosigkeit – entstanden durch die Weigerung Herrn K.s, die verstrickte und potentiell gefährliche Situation mit seiner Frau durch eine räumliche Trennung zu verlassen – verstehen und im Sinne eines Containings (vgl. Kap. 4) aushalten konnte, ohne vorschnell zu handeln. Es ist in Kriseninterventionen nicht selten, dass sich Klienten von ihren eigenen so schwer aushaltbaren Gefühlen entlasten, indem sie den Therapeuten darin verstricken und vorübergehend in eine ähnliche Situation bringen, wie sie sie selbst erleben.

Eine Gewalteskalation konnte schlussendlich durch die Konfrontation mit den möglichen Folgen und der Entwicklung von Strategien zur Spannungsreduktion verhindert werden. Es war eine wertvolle Erfahrung für Herrn K. zu spüren, wie entlastend es sein kann, über Probleme zu sprechen und zu lernen, nicht jede Schwierigkeit im Leben allein lösen zu müssen. Im Laufe der Krisenintervention wurde Herrn K. deutlich, dass auch er Verantwortung dafür getragen hatte, dass sich die Beziehung so entwickelt hat. Er meinte, er habe sich zu lange etwas vorgemacht. Jetzt ist er entschlossen, eine Psychotherapie zu machen, um sich mit diesen Aspekten auseinanderzusetzen.

1.2 Frau M. – Alle Träume scheinen verloren

Eine 21-jährige Frau kommt auf Grund eines zwei Wochen zurückliegenden Suizidversuches zur Krisenintervention. Sie hatte zuerst Beruhigungsmittel genommen und dann versucht, sich die Pulsadern aufzuschneiden. Auf einer chirurgischen Abteilung wurde sie versorgt und unter der Auflage, das Kriseninterventionszentrum aufzusuchen, entlassen.

Frau M. schildert unter Tränen die Situation. Sie hat seit einem Jahr eine Beziehung zu einem älteren, verheirateten Mann, Vater von zwei Kindern. Vor fünf Monaten wurde sie schwanger. Er hatte versprochen, nach der Geburt seine Familie zu verlassen und mit ihr zusammenzuziehen. Bis dahin sollte aber niemand erfahren, dass er der Vater des Kindes ist. In dieser Zeit hat sie sich sehr verlassen gefühlt, da der Partner den Kontakt zu ihr sehr eingeschränkt hat und sie sich keinem Menschen anvertrauen konnte. Im dritten Monat hat sie das Kind verloren. Seither ist sie total verzweifelt und sieht keinen Sinn mehr in ihrem Leben. Sie geht nicht mehr aus dem Haus, da sie nur auf die seltenen Anrufe des Mannes wartet. Das führt dazu, dass sie sich einsam und isoliert fühlt, obwohl sie früher sehr kontaktfreudig war. Nach einem Telefonat, in dem er kühl und abweisend war, habe sie dann Tabletten geschluckt.

Frau M. lebt bei ihren Eltern. Die Beziehung zu ihrer Mutter sei sehr gut, aber über das Verhältnis mit ihrem Freund könne sie mit ihr nicht sprechen. Die Wohnsituation ist beengt und die finanziellen Möglichkeiten der Familie begrenzt. Sie hätte jetzt die Möglichkeit, mit ihren Eltern in Urlaub zu fahren, was ihr einerseits helfen könnte, Abstand zu gewinnen, andererseits würde sie ihren Partner nicht sehen können.

Obwohl sie eine gute Schülerin war, ist sie bei der Matura (Abitur) in Mathematik gescheitert. Das war so enttäuschend, dass sie es sich nicht zutraute, die Prüfung zu wiederholen; sie arbeitete danach in einem Reisebüro. Nach dem Abortus hat sie gekündigt. Nun schämt sie sich dafür, keine Arbeit zu haben. In zwei Monaten hätte sie die Aufnahmeprüfung für eine Tourismusschule, aber da sie sich nicht konzentrieren kann, ist es für sie schwierig, sich vorzubereiten. Es fehlt ihr an Selbstwert, sie sagt, sie fühle sich vollkommen wertlos.

Der Kontakt zu Frau M. lässt sich gut herstellen, sie weint viel, spricht offen über sich und ihre Probleme. Es bestehen zwar weiterhin ernsthafte Suizidgedanken, sie kann sich aber im Gespräch von diesen Gedanken distanzieren. Es lassen sich auch Zukunftsperspektiven entwickeln und am Ende des Erstgespräches wirkt Frau M. entlastet.

Da sich im Erstgespräch eine vertrauensvolle und tragfähige Gesprächsatmosphäre aufgebaut hat, wird eine ambulante Krisenintervention vereinbart, in deren Mittelpunkt die Verarbeitung des Verlustes des Kindes stehen soll. Es wird besprochen, wohin sich Frau M. wenden kann, sollte es ihr schlechter gehen; ein weiterer Termin wird noch für dieselbe Woche vereinbart. Wegen der deutlichen depressiven Symptomatik wird eine Therapie mit Antidepressiva begonnen. Die Klientin nimmt sich vor, mit ihrer Mutter zu sprechen und sich zu überlegen, ob es nicht doch besser wäre, in den Urlaub zu fahren und dadurch Abstand zu bekommen.

Zwischenzeitlich verschlechtert sich die Situation nochmals. Da der Partner sich nicht um sie gekümmert hat, fällt es ihr immer schwerer, die idealisierende Vorstellung, die sie von der Beziehung hat, aufrechtzuerhalten. Das führt dazu, dass sie wieder sehr verzweifelt ist und die Suizidgedanken konkreter werden. Kurzfristig überlegt sie, sich stationär aufnehmen zu lassen. Durch das zweite Gespräch und mit Hilfe einer Imaginationsübung von einem Ort, an dem sie sich wohlfühlen kann, fühlt sie sich entlastet. Sie imaginiert eine Sommerwiese, die sich an dem Ort befindet, wo sie immer ihre Ferien verbringt. Es geht ihr dort sehr gut, sie kann diese Vorstellung mit allen Sinnen genießen. Das bestärkt sie darin, mit ihren Eltern einige Tage aufs Land zu fahren. Die finanzielle Situation kann mit Hilfe einer Sozialarbeiterin geklärt werden, sie hat Anspruch auf Arbeitslosenunterstützung. Auch die Beziehung zu ihrem Vater kommt zur Sprache. Sie hat einerseits das Gefühl, dass er sich nicht für sie interessiere, andererseits macht er immer wieder abwertende Bemerkungen über ihre Arbeitslosigkeit, die sie kränken. Es wird deutlich, dass ihr derzeit mangelndes Selbstwertgefühl sie an den Partner bindet, da sie glaubt, dass nur er ihre Situation verstehen könne. Während der beiden Wochen, die sie auf dem Land verbringt, besteht telefonischer Kontakt zum Therapeuten; es geht ihr wesentlich besser, sie trifft Freunde und betreibt Sport.

Nach ihrer Rückkehr drehen sich die Gespräche hauptsächlich um den Verlust des Kindes und die damit zusammenhängenden Schuldgefühle. Sie schildert einen Traum, den sie eine Woche zuvor gehabt hatte: Sie sieht ihr Baby im Ultraschall. Das Kind macht ihr Vorwürfe, dass sie nicht gut genug aufgepasst hätte. Das verstärkt ihr Gefühl, dass sie schuld am Tod des Kindes sei. Sie war damals sehr angespannt und gereizt. Es wird ihr aber auch klar, wie schwierig die Situation gewesen war – vom Partner vollkommen allein gelassen und ohne Möglichkeit, sich auszusprechen. Das relativiert die Schuldgefühle ein wenig, und sie ist erstmals auch sehr wütend über seine Lieblosigkeit und Ignoranz. Andererseits fühlt sie sich nach wie vor sehr zu ihm hingezogen. Er verstehe sie wie kein anderer Mensch und gibt ihr so viel Geborgenheit. Sie beginnt zu weinen. Auf die Frage, was sie traurig mache, erinnert sie sich, dass es ihr, als sie sieben Jahre alt war, über einen längeren Zeitraum sehr schlecht gegangen ist. Damals bestand der Verdacht auf eine rheumatische Erkrankung, und sie war in der Folge körperlich sehr eingeschränkt. Sie konnte sich nicht bewegen und nicht mit den anderen Kindern spielen. Ihre Eltern waren aber ganz auf ihren jüngeren Bruder konzentriert, der kurz zuvor eine lebensbedrohliche Gehirnhautentzündung hatte. Niemand hatte Verständnis für sie und ihren Zustand, die Mutter war überlastet. Sie fühlte sich sehr einsam.

Bis heute fühlt sie sich körperlich eingeschränkt, die meisten ihrer Freunde sind sportlich, sie kann oft nicht mithalten und schämt sich dafür. Die Vorstellung eigener Schwäche bindet sie ganz besonders an ihren Freund. Dieser hat Multiple Sklerose und kann ebenfalls keinen Sport betreiben; er geht sehr verständnisvoll mit ihrer gelegentlich auftretenden körperlichen Schwäche um. Sie ist überrascht, welch hohe Bedeutung die Vorstellung hat, dass sie körperlich schwach sei, obwohl sie sich oft sogar sehr vital fühlt.

Nach der Stunde, in der sie den Traum erzählt hat, entschließt sich Frau M., ihrem Partner ein Ultimatum zu stellen. Sie schreibt ihm einen Brief, in dem sie ihn auffordert, sich zu entscheiden, ob er weiterhin mit ihr zusammenbleiben wolle und bereit sei, sich von seiner Frau zu trennen. Er reagiert nicht auf diesen Brief, was sie sehr zornig macht. Nach wie vor ist die Ambivalenz allerdings sehr groß. Sie sagt, einerseits hasse sie ihn regelrecht, weil er sie so im Stich gelassen hat, andererseits liebe sie ihn immer noch.

Zur weiteren Klärung schlägt der Therapeut eine Imagination vor (die Auseinandersetzung hätte auch in einem Rollenspiel angeregt werden können): Sie wird aufgefordert, sich eine Begegnung mit dem Partner an einem Ort, an dem sie sich sicher fühlen kann, vorzustellen. Frau M. trifft den Mann auf der Sommerwiese der ersten Imagination. Dort gehen sie spazieren und es ist sehr schön. Sie sagt ihm, dass sie jetzt schon zu dritt sein könnten, und beginnt zu weinen. Auch er weint und antwortet, dass dies nicht ihre letzte Chance wäre. Zunächst macht sie das noch trauriger, dann aber wird sie sehr wütend. Sie will, dass er sie in Ruhe lässt. Da er trotz ihrer Aufforderung nicht geht, verlässt sie ihn und sucht sich einen ruhigen Platz im Wald, wo sie sich plötzlich viel freier fühlt. Im Nachgespräch stellt sie fest, dass sie sich wie ein Teil von ihm gefühlt hat. Sie will aber jetzt ihr eigenes Leben führen. Offenbar hilft ihr diese Imagination dabei, eine innere Trennung von einem Idealbild der Beziehung, vermutlich auch von einer idealisierten Vatervorstellung, zu vollziehen. Dadurch kann sie ihre Verschmelzungsphantasien aufgeben. In der Folge distanziert sie sich zunehmend. Sie besteht die Aufnahmeprüfung in die Schule und lernt einen anderen Mann kennen, der sie sehr liebevoll behandelt. Allerdings kann der Ex-Partner das nicht akzeptieren, er ruft jetzt ständig an und terrorisiert sie derart, dass sie in Erwägung zieht, sich juristische Unterstützung zu holen.

Insgesamt geht es ihr deutlich besser. In der letzten vereinbarten Stunde schlägt der Therapeut die Imagination „Abfahrt von einem Bahnhof“ vor. Sie stellt sich vor, dass sie abfährt und am Bahnsteig alle zurücklässt, den Ex-Partner, ihre Familie und auch den neuen Freund. Sie fährt durch eine schöne Sommerlandschaft und fühlt sich frei. Sie benötigt Abstand, um ihr Leben selbst in die Hand zu nehmen, und meint, sie werde sich keinesfalls mehr so abhängig von einem Mann machen. Sie kann jetzt auch mit ihren Freundinnen über die Probleme reden. Die Erfahrung, sich zu öffnen und auszusprechen, war sehr wertvoll. Sollte sie wieder in eine Krise geraten, würde sie sich rascher Hilfe holen. Bei einem Nachkontakt geht es ihr sehr gut, sie ist sehr glücklich mit dem neuen Freund, hat viele Kontakte, in der Schule geht es ihr gut. Am Todestag des Kindes ist sie sehr traurig und ziemlich wütend auf den Ex-Partner, insgesamt aber ist sie zufrieden mit ihrem neuen Leben.

***Kommentar**: Frau M. befindet sich auf Grund ihrer Fehlgeburt in einer Verlustkrise. Durch den Tod des Kindes wird ihr aktuelles Lebenskonzept grundsätzlich erschüttert. Zu diesem Zeitpunkt sind all ihre Zukunftsperspektiven darauf ausgerichtet, mit ihrem Partner eine Familie zu gründen. Sein abweisendes Verhalten ist sehr kränkend und verstärkt das Gefühl von Sinnlosigkeit. Somit finden sich auch Aspekte einer Lebensveränderungskrise. Zusätzlich spielen aber auch Themen wie die Ablösung vom Elternhaus, die Festigung der eigenen Identität und die Berufswahl, die alle der Entwicklungskrise des frühen Erwachsenenalters (‚Emerging Adulthood', vgl. Kap. 2.4.3) zuzuordnen sind, eine wichtige Rolle. Grundsätzlich ist Frau M. eingebettet in ein tragfähiges soziales Netz, sie hat eine gute Beziehung zu ihrer Mutter und einen großen Freundeskreis. Sie lernt leicht, nur in Mathematik hat sie Probleme, sie ist religiös und findet in ihrer ehemaligen Religionslehrerin eine Vertraute. Es entsteht eine offene Gesprächsatmosphäre und Frau M. ist bereit, über sich und ihre Probleme zu reden, sie hat einen guten Zugang zu ihren Gefühlen, weint viel und wirkt insgesamt authentisch. Die Klientin verfügt also über viele Ressourcen und gute Problemlösungsstrategien, zu denen ihr jedoch aktuell der Zugang verloren gegangen ist.*

In dieser Krisenintervention von zehn Stunden in einem Zeitraum von drei Monaten ist nicht nur eine Stabilisierung gelungen, sondern es ist auch ein Stück Nachreifung möglich geworden. Die Klientin hat also die Chance zur Weiterentwicklung genutzt. Mit Hilfe der offenen und vertrauensvollen Beziehung zum Therapeuten konnte sie bald wieder einen Zugang zu ihren vielen vorhandenen Ressourcen finden. Die Klientin verfügte über eine gute Reflexionsfähigkeit, sie konnte über den Verlust des Kindes trauern und sich mit ihren Schuldgefühlen auseinandersetzen. Indem sie den Zusammenhang zu den Ereignissen ihrer Kindheit und zur enttäuschenden Beziehung zu ihrem Vater herstellen konnte, war es auch möglich, die Idealisierung der Beziehung aufzugeben und sich von ihrem Ex-Partner zu distanzieren.

2

Grundlagen der Kriseninterventionsarbeit

Ich habe mit den beiden Fallbeispielen zu verdeutlichen versucht, dass die Kriseninterventionsarbeit eine sehr fokussierte, kurzfristige und hochwirksame Intervention darstellt, die vom Therapeuten oft einen hohen Einsatz und deutlich mehr Aktivität und Flexibilität als im üblichen therapeutischen Setting erfordert. Umso wichtiger ist es, eine exakte Indikation zu stellen.

In diesem Kapitel werde ich zunächst die historischen Wurzeln der Krisenintervention erläutern, danach wird eine Begriffsklärung vorgenommen und Faktoren benannt, die zum Krisenverlauf beitragen, um schließlich die gängigsten Krisenkonzepte darzustellen.

2.1 Wurzeln der Krisenintervention

In den 40er-Jahren des vorherigen Jahrhunderts hat Erich Lindemann (1944) nach der Brandkatastrophe in dem Bostoner Nachtclub Coconut-Grove, bei der 492 Menschen ums Leben kamen, Hinterbliebene sowie Überlebende untersucht und betreut und ist in der Folge zur Überzeugung gelangt, dass Menschen, die von derartig schwerwiegenden Belastungen, Verlusten und Traumatisierungen betroffen sind, ein gezieltes professionelles Hilfsangebot benötigen. Gerald Caplan (1964) entwickelte diesen Ansatz im Sinne eines sozialpsychiatrisch-präventiven Konzepts weiter. Beide waren der Meinung, dass eine rechtzeitige Intervention der Prävention von Störungen diene, und initiierten folgerichtig das erste Community Crisis Center mit dem Ziel, Krisen möglichst frühzeitig zu bearbeiten.

Da Suizidalität neben Gewalthandlungen die dramatischste Zuspitzung von Krisen darstellt, waren Konzepte zur Suizidprävention von Beginn an eng mit solchen zur Krisenintervention verknüpft. Die ersten Einrichtungen zur Suizidprophylaxe wurden lange vor den ersten Kriseninterventionszentren gegründet. Diese wurden zunächst von nichtärztlichen, karitativen Einrichtungen betrieben. So entstand die erste Telefonseelsorge 1895 in London. 1948 gründete Erwin Ringel mit der Caritas der Erzdiözese Wien als Träger die Lebensmüdenfürsorge Wien, die es sich zur Aufgabe machte, Personen nach einem Suizidversuch und Hinterbliebene von Menschen, die sich suizidiert hatten, zu betreuen. Ähnliche

Einrichtungen folgten in ganz Europa. Da Krisen häufig Situationen sind, in denen Menschen auf Grund der hohen emotionalen Belastung suizidal werden, wurde bald deutlich, dass es sinnvoll ist, Konzepte der Suizidprävention mit denen der Krisenintervention zu verbinden. Aus der Lebensmüdenfürsorge Wien ging 1977, als erste derartige Institution in Europa, das Kriseninterventionszentrum Wien hervor.

Schließlich hat auch die sozialpsychiatrische Reformbewegung der 70er-Jahre wesentlich zur Entstehung von Kriseninterventionszentren im deutschsprachigen Raum beigetragen. Das Verständnis, dass psychische Krisen eine zentrale Bedeutung für die Entstehung psychischer Störungen haben, bzw. deren Verlauf beeinflussen, erforderte therapeutische Konzepte abseits der gängigen psychiatrischen Versorgungeinrichtungen, um durch rechtzeitige Interventionen präventiv handeln zu können. Dies verstärkte die Tendenz, Institutionen zu gründen, die zwar eng mit ambulanten und stationären Einrichtungen der Psychiatrie vernetzt sind, aber auf Grund ihrer Unabhängigkeit ein niederschwelliges Angebot für jene Betroffenen anbieten, die nicht primär psychiatrische Hilfe benötigen.

Seit den 70er-Jahren haben sich im deutschsprachigen Raum erfreulicherweise in vielen Großstädten Kriseninterventionseinrichtungen als fixer Bestandteil psychosozialer Versorgungsnetze etabliert (vgl. auch Sonneck, Goll, Kapitany, Stein & Strunz, 2008).

2.2 Definition von Krisen

Psychosoziale Krisen stellen ein Phänomen an der Nahtstelle zwischen Normalität und Krankheit dar (vgl. Erikson, 1966). Krisen gehören selbstverständlich zum Leben, jeder Mensch kann in jedem Lebensalter und in jeder Lebensphase davon betroffen sein. Der äußere und innere Druck, der mit ihnen einhergeht, stellt Menschen vor große Herausforderungen. Die Dringlichkeit und Zuspitzung, die einerseits besonders unangenehm und bedrohlich sind, bergen auf der anderen Seite die besondere Chance zur Veränderung. Verschiedene Ausgänge sind möglich, solche, die in Chaos und Katastrophe münden, aber auch solche, die erstaunliche Reifungsprozesse ermöglichen. Nicht von ungefähr setzt sich der Begriff Krise in der chinesischen Schrift aus zwei Zeichen zusammen: Wei und Ji. Wei steht dabei für Gefahr, Ji für Chance. Dieses Doppelzeichen symbolisiert somit das wichtigste Charakteristikum von Krisen, nämlich deren Doppelgesichtigkeit.

Definitionsgemäß entstehen Krisen, wenn ein Mensch mit außergewöhnlich belastenden Ereignissen wie Todesfällen, Trennungen, Arbeitsplatzverlust oder

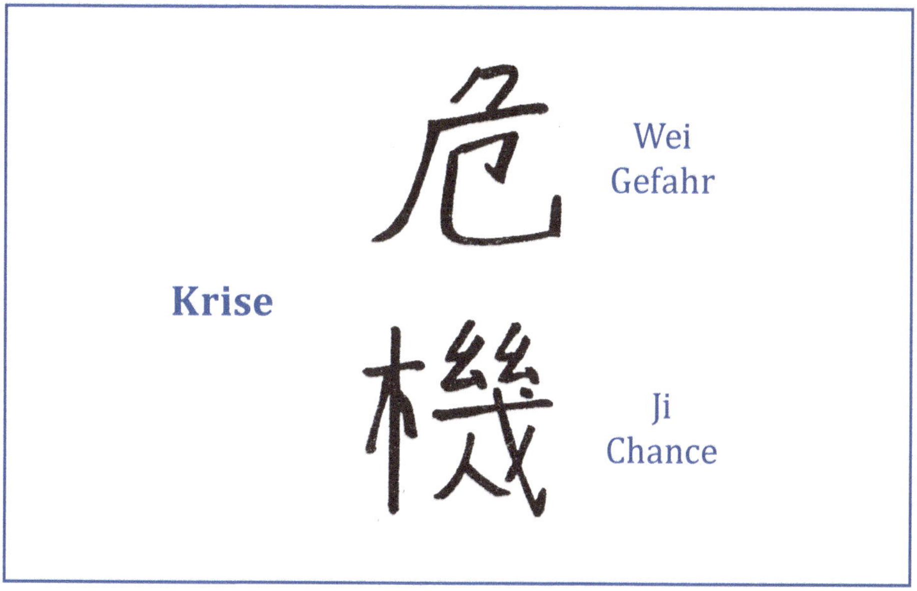

Abbildung 1: *Chinesisches Schriftzeichen für Krise*

lebensbedrohlichen körperlichen Erkrankungen, aber auch mit anderen neuen Lebensumständen konfrontiert ist, denen er sich momentan nicht gewachsen fühlt. Die innere Überzeugung, dass eigene Fähigkeiten und Ressourcen ausreichen, um mit dem Problem in adäquater Weise umgehen zu können, geht verloren. Das so entstehende Ungleichgewicht kann rasch als äußerst bedrohlich erlebt werden und Gefühle von Furcht, Überforderung, Spannung, Hilflosigkeit sowie Verzweiflung nach sich ziehen. Selbstwert und Identität sind in Frage gestellt, und es können sich verschiedenste, oft quälende Symptome wie Angst, depressive Verstimmungen und Schlaflosigkeit entwickeln. Dies ist äußerst belastend; daher unternehmen Betroffene größte Anstrengungen, um einen solchen Zustand zu beenden und wieder ihr Gleichgewicht zu finden. Oft sind sowohl vom Betroffenen wie auch von seiner Umgebung rasche Entscheidungen zu treffen, die Prozesse in Gang setzen, die die Krise entspannen oder auch verschärfen können. Schlagen Bewältigungsversuche fehl, kann dies Gefühle von Hoffnungslosigkeit und Unerträglichkeit auslösen. In solchen Situationen fällt es schwer, rational zu denken. Massiver Stress blockiert das Denken. Die Gefahr affektiv-impulsiver Entscheidungen und Handlungen ist groß. Suizidale wie auch Gewalthandlungen, die sich gegen Andere richten, können dem Betroffenen unter Umständen als letzter Ausweg erscheinen. Gelingt es aber, die Krise zu meistern und neue Erfahrungen sowie Problemlösungsstrategien zu entwickeln, kann das Leben gereift und gestärkt weitergeführt werden.

Überwiegen inadäquate oder schädliche Bewältigungsversuche, die dazu dienen, sich vom massiven Druck zu entlasten, und werden wichtige Ziele aufgegeben, kann es zur Chronifizierung von Symptomen und zu psychischen oder psychosomatischen Störungen kommen, die dauerhaft erhebliche Einschränkungen der Lebensqualität nach sich ziehen (vgl. Kap. 3).

Zusammengefasst findet man folgende Charakteristika psychosozialer Krisen:

Tabelle 1: *Charakteristika psychosozialer Krisen*

- Der Betroffene wird mit belastenden Ereignissen oder neuen Lebensumständen, die wesentliche Lebensziele in Frage stellen, konfrontiert.
- Die gewohnten Problembewältigungsstrategien versagen.
- Dies macht die Situation rasch bedrohlich und führt zu einer massiven Störung des psychosozialen Gleichgewichts.
- Die emotionale Belastung ist groß.
- Selbstwertgefühl und Identität sind beeinträchtigt.
- Es können unterschiedlichste psychopathologische Symptome auftreten.
- Der Vorgang ist zeitlich begrenzt – es wird versucht, möglichst rasch ein neues Gleichgewicht herzustellen.
- Es passieren wichtige Weichenstellungen für die Zukunft: Je nachdem ob konstruktive oder destruktive Bewältigungsschritte überwiegen, besteht die Chance zur Weiterentwicklung und Reifung oder es entstehen spezifische Gefährdungen und Fehlentwicklungen.

Sonneck, Kapusta und Tomandl (2012, S. 32) definieren unter Bezugnahme auf Caplan (1964) und Cullberg (1978) die Krise folgendermaßen:

> Unter psychosozialen Krisen versteht man den Verlust des seelischen Gleichgewichtes, den ein Mensch verspürt, wenn er mit Ereignissen und Lebensumständen konfrontiert wird, die er im Augenblick nicht bewältigen kann, weil sie von der Art und dem Ausmaß her seine durch frühere Erfahrungen erworbenen Fähigkeiten und erprobten Hilfsmittel zur Erreichung wichtiger Lebensziele oder zur Bewältigung seiner Lebenssituation überfordern.

Eine psychosoziale Krise ist zeitlich begrenzt. Alle relevanten Theorien und die daraus abgeleiteten Interventionsstrategien beziehen sich auf einen Zeitraum von einigen Wochen bis maximal zwei bis drei Monaten (vgl. Lindemann, 1944; Jacobson, 1974; Ulich, 1987; Sonneck et al., 2012).

Merke: Eine Krise entsteht immer dann, wenn ein Ungleichgewicht zwischen einer äußeren Belastung und den momentan zur Verfügung stehenden Bewältigungsstrategien aufkommt.

2.3 Faktoren, die zu Entstehung und Verlauf der Krise beitragen

Es hängt von sehr unterschiedlichen Faktoren ab, ob sich eine Krise entwickelt und wie sie verläuft. Diese Faktoren stehen in einer komplexen Wechselwirkung zueinander. In jeder Krisenintervention gilt es, diese Faktoren in ihrer individuellen Ausprägung zu identifizieren und daraus gemeinsam mit dem Betroffenen den passenden Weg zur Krisenbewältigung zu entwickeln.

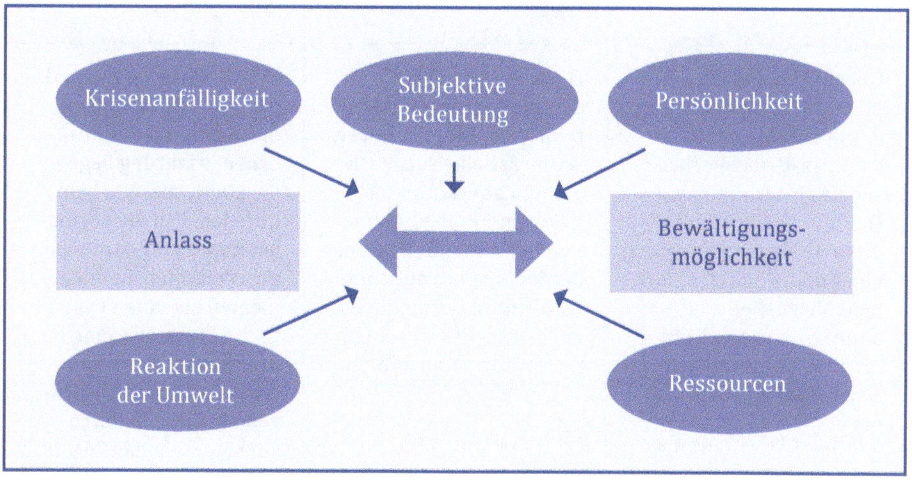

Abbildung 2: *Faktoren, die Entstehung und Verlauf psychosozialer Krisen beeinflussen*

2.3.1 Art und Schwere der Auslösesituation

Von wesentlicher Bedeutung ist selbstverständlich die Art und Schwere der Auslösesituation. Je nach Plötzlichkeit des Auftretens und der Bedeutung des Krisenanlasses lassen sich Verlustkrisen und Lebensveränderungskrisen unterscheiden.

Auslösend für Verlustkrisen (vgl. Cullberg, 1978; Dross, 2001; Stein, 2009) sind meist unvorhergesehene, plötzlich eintretende Ereignisse, in deren allgemein schmerzliche Natur wir uns üblicherweise gut einfühlen können (vgl. Kap. 2.4.1). Verlustkrisen stellen oft Zäsuren im Leben dar.

Lebensveränderungskrisen (Caplan, 1964) hingegen entstehen auf Grund von Ereignissen des üblichen Lebensverlaufes (vgl. Kap. 2.4.2). Dabei bestimmt die subjektive Bewertung (vgl. Kap. 2.3.2), die der Betroffene dieser Lebensveränderung gibt, ganz entscheidend das Ausmaß an Bedrohung und Überforderung.

Auch akute Traumatisierungen stellen eine eindeutige Indikation für Krisenintervention dar. Sie werden allerdings heute nicht mehr unter dem Krisenbegriff subsumiert (vgl. Kap. 2.4.4).

Tabelle 2: *Indikationen für Krisenintervention*

Lebensveränderungskrisen	Verlustkrisen	Akute Traumatisierungen
Überforderungssituationen durch Belastungen des üblichen Lebensverlaufes (z. B. das Verlassen des Elternhauses, Heirat, Pensionierung), oft an Übergängen von einer in die nächste Lebensphase. Generell dann, wenn gewohnte Abläufe sich ändern und Neuanpassung erfordern.	Diese entstehen aufgrund plötzlich auftretender Ereignisse, deren schmerzliche Natur allgemein anerkannt ist (Tod einer nahestehenden Person, Ausbruch einer lebensbedrohlichen Erkrankung) und die jeden Menschen in seinem Leben betreffen können.	Schwere psychische und physische Belastungen, die außerhalb der üblichen Erfahrung liegen. Sie überfordern in beinahe jedem Fall die normalen Anpassungsstrategien des Menschen. Im Allgemeinen bedeuten traumatische Ereignisse eine Bedrohung für das Leben oder die körperliche Unversehrtheit. Dadurch sind Menschen Erfahrungen von extremer Angst, Kontrollverlust und Hilflosigkeit ausgesetzt.

2.3.2 Subjektive Bedeutung des Krisenanlasses und Krisenanfälligkeit

Wie bedrohlich man eine Situation erlebt und ob das Gefühl entsteht, eine Belastung sei momentan nicht zu bewältigen, hängt nicht nur von der Intensität der Anforderung ab, sondern auch davon, wie wir sie kognitiv begreifen. Wir sprechen von der subjektiven Bedeutung, die Menschen dieser Situation beimessen. Die Einschätzung von äußeren Belastungen und Lebensveränderungen kann sowohl interindividuell als auch intraindividuell im Lauf eines Lebens erheblich variieren. Die Vorstellung über die Ursachen und die Funktion der Krise sowie deren Bedeutung kann dabei beträchtlich von den realen Hintergründen abweichen. Dass die subjektive Bewertung des Geschehens oft so unterschiedlich ausfällt, hängt mit der Persönlichkeits- und Lebensentwicklung, mit Bindungserfahrungen, die mit den wichtigsten Bezugspersonen in der Kindheit gemacht wurden, mit den aktuellen Lebensumständen, dem Lebensalter, der Vulnerabilität durch psychische oder körperliche Krankheit und der Lebenseinstellung im Allgemeinen zusammen. Ebenso spielen Lernerfahrungen und der Umgang mit Stress eine Rolle. Der Betroffene bewertet die Situation, indem er sich fragt, welche Ressourcen und Bewältigungsstrategien ihm zur Verfügung stehen, ob er ähnliche Situationen schon erlebt hat und wie gut er diese bewältigen konnte. In diesem Zusammenhang spricht man auch von Krisenanfälligkeit. Frühere unbewältigte Krisen oder eine aktuelle Häufung von vielen Belastungen können ein ernstes Hindernis für eine konstruktive Krisenbewältigung darstellen.

Merke: Die subjektive Bedeutung, die der Betroffene einer äußeren Belastung zumisst, bestimmt wesentlich mit, ob es zu einer Krise kommt und wie diese verläuft.

2.3.3 Reaktionen der Umwelt

Ein tragfähiges soziales Netz wirkt sich üblicherweise äußerst positiv auf die Bewältigung einer Krise aus. Unterstützung durch Freunde und Angehörige trägt dazu bei, dass viele Krisen ganz ohne professionelle Hilfe gelöst werden können. Die Herstellung einer haltgebenden Beziehung ist auch das zentrale Element professioneller Krisenintervention. Ob man diese Unterstützung nutzen kann, hängt ganz wesentlich von den Erfahrungen ab, die man mit seinen ersten Bezugspersonen gemacht hat. Konnte man als Kind und Jugendlicher erleben, dass man in schwierigen Situationen unterstützt wird und Probleme gemeinsam gemeistert werden, aber auch, dass einem zugetraut wird, sich den Problemen zu stellen und eigene Bewältigungsstrategien zu entwickeln, stärkt dies das Selbstvertrauen und die Fähigkeit, auch später konstruktiv mit Belastungen umgehen zu können. Gab es nur mangelhafte Erfahrungen von Sicherheit sowie Gehaltenwerden und fehlt das Urvertrauen, so entwickelt sich möglicherweise ein Grundgefühl, auf sich selbst gestellt und mit seinen Problemen allein zu sein. Haben die Eltern eine zu schützende Haltung eingenommen, kann dies dazu führen, dass Betroffene eher passiv vermeidend an Probleme herangehen.

Wenn die wesentlichen Bezugspersonen selbst zu sehr in das Krisengeschehen verstrickt sind und damit zur Verschärfung der Situation beitragen, wie dies z. B. bei Beziehungskrisen häufig vorkommt, wird man eher Hilfe von außen benötigen. Ohne diese besteht die Gefahr destruktiver Entwicklungen.

2.3.4 Coping – Abwehr –Ressourcen – Metaressourcen und Salutogenese

Der Umgang mit der Krise wird auch wesentlich davon geprägt, auf welche inneren und äußeren Ressourcen der betroffene Mensch zurückgreifen kann und welche Bewältigungsstrategien sowie Abwehrmechanismen er üblicherweise einsetzt.

Coping

Heim (2000) versteht Coping oder Bewältigung als das „Bemühen, bereits bestehende oder zu erwartende Belastungen durch Krisen innerpsychisch (emotional/kognitiv) zu verarbeiten oder durch zielgerichtetes Handeln auszugleichen und zu meistern“ (ebd., S. 29). Demgemäß gibt es also nicht primär schlechtes oder gutes Coping, sondern es handelt sich um den mehr oder weniger geglückten Versuch der Neuanpassung mittels der individuell verfügbaren Problemlösungsstrategien. Es macht erhebliche Unterschiede, ob man sich mit einem Problem aktiv auseinandersetzt oder es verleugnet, ob man sich die Unterstützung anderer Personen holt oder sich zurückzieht, ob man Gefühle gut wahrnehmen kann oder sie isolieren muss, ob es gelingt, das Problem rational zu analysieren, oder man von der Verzweiflung überschwemmt wird und nicht mehr klar denken kann.

Abwehr

Abwehr ist ein Begriff aus der Psychoanalyse und ist von Coping zu unterscheiden. Coping ist ein mehr oder weniger bewusster Vorgang; Abwehr stellt hingegen einen vorwiegend unbewussten Vorgang dar, der einsetzt, wenn ein Betroffener mit einem derzeit für ihn unlösbaren Konflikt konfrontiert ist, vor einer momentan unlösbaren Aufgabe steht oder überwältigende Erfahrungen macht. Abwehr bedeutet den Versuch, die dadurch entstehende Angst und seelische Spannung zu vermeiden (Mentzos, 2005). Sie führt nicht zu einer bewussten Lösung des Problems, sondern dazu, dass Erinnerungen, Phantasien, Impulse, Gefühle und Konflikte aus der bewussten Wahrnehmung und Reflexion ausgeschlossen werden. Abwehr ist zunächst nichts primär Krankhaftes, sondern Menschen benötigen Mechanismen wie z. B. Verdrängung, Identifikation, Rationalisierung, Verleugnung oder Regression, um ihr Leben überhaupt bewältigen zu können. Abwehr hat somit oft eine wichtige Schutzfunktion.

Dazu ein Beispiel: Manchmal ist es angebracht, eine zu belastende Realität, wie z. B. den Tod eines nahen Menschen, zunächst zu verleugnen, weil der Schmerz zu überwältigend ist. Viele Menschen begreifen erst später die Endgültigkeit des Verlustes, was auch Sinn macht. Nur wenn an der Verleugnung über einen längeren Zeitraum festgehalten wird, schadet dies, da man dann davon ausgehen muss, dass bestimmte Aspekte der Trauer vermieden werden.

Es geht also auch bei der Bewertung der in der Krise eingesetzten Abwehrmechanismen darum, sie im Kontext des aktuellen Prozesses zu verstehen. Nur so kann man beurteilen, ob überhaupt und in welcher Form die Bewältigung der Krise durch sie behindert wird.

Ressourcen

Unter Ressourcen fasst man sowohl unspezifische allgemeine Kräfte als auch individuelle Fähigkeiten des Menschen zusammen, die zur Bewältigung von Aufgaben und Anforderungen mobilisiert werden können. Soziale Ressourcen bezeichnen die allgemeinen sozioökonomischen Lebensbedingungen des Individuums, also seine finanziellen Möglichkeiten, das Vorhandensein von Arbeits- und Wohnmöglichkeiten, aber auch die Verfügbarkeit eines tragfähigen sozialen Netzes und mitmenschlicher Unterstützung. Persönliche Ressourcen hingegen haben individuellen und subjektiven Charakter. Dazu gehören Persönlichkeitsmerkmale und Eigenschaften wie Introspektionsfähigkeit, die Bereitschaft, sich anderen mitteilen zu können, Zugang zu den eigenen Gefühlen, Realitätssinn, Selbstwirksamkeit und Optimismus. Wenn man auch in der Lage ist, diese erworbenen Problemlösungsstrategien in Krisensituationen im Sinne einer Lösung der spezifischen Schwierigkeiten einsetzen zu können, spricht man von instrumentalen Ressourcen.

Metaressourcen und Salutogenese

Es gibt offenbar Menschen, die weder durch schwierige Lebensumstände noch durch Schicksalsschläge ernsthaft aus der Bahn geworfen werden. Der amerikanisch-israelische Soziologe Aaron Antonovsky hat Frauen untersucht, die den Holocaust überlebt hatten, und ist zu dem erstaunlichen Ergebnis gekommen, dass sich ca. ein Drittel dieser NS-Opfer in einem psychisch relativ stabilen Zustand befanden. Antonovsky beschäftigte sich daraufhin mit der Frage, was Menschen gesund hält. Damals war dieser sogenannte salutogenetische Ansatz geradezu revolutionär. Salutogenetische Forschung beschäftigt sich weniger mit der Frage der Krankheitsentstehung als mit der Entwicklung von Konzepten, welche Bedingungen dazu führen, dass Menschen gesund bleiben und wie Gesundheit aufrechterhalten werden kann. Gerade im Hinblick auf psychosoziale Krisen stellt sich ja die Frage, was bestimmte Menschen dazu befähigt, besonders gut mit Stressoren fertigzuwerden. Man kann von einem solchen Personenkreis sehr viel lernen, auch bezüglich der Frage, wie man Betroffene in Krisen bestmöglich unterstützen kann.

Antonovsky (1993, 1997) prägte in diesem Zusammenhang den Begriff „sense of coherence", deutsch: Kohärenzsinn. Dieser ist individuell unterschiedlich ausgeprägt und setzt sich im Wesentlichen aus drei Komponenten zusammen: Wenn Menschen die Welt als stimmig und begreifbar auch in Zeiten der Krise erleben, spricht man von „Verstehbarkeit und Vorhersehbarkeit" (comprehensibility). „Handhabbarkeit" (manageability) bedeutet, dass Menschen das Vertrauen haben, dass ein Problem lösbar ist und sie Möglichkeiten zu seiner Bewältigung zur Verfügung haben. Sie können sich daher aktiv und überlegt mit einer Belastung auseinandersetzen. Dies hängt mit ihren Fähigkeiten und Ressourcen zusammen, meist werden sie aber zusätzlich von einem stabilen sozialen Netz getragen. Als wesentliche Komponente sieht Antonovsky „Sinnhaftigkeit oder Bedeutsamkeit" (meaningfulness). Im Gegensatz zu den kognitiven Komponenten geht es dabei darum, der Krise einen tiefer liegenden emotionalen Sinn zu geben. Sinnhaftigkeit beschreibt das Grundgefühl, dass das Leben auch in schwierigen Phasen lebenswert ist, bzw. die Einstellung, dass Schwierigkeiten selbstverständlich zu unserer Existenz gehören und Herausforderungen darstellen, die man bewältigen kann.

2.3.5 Symptome

Typischerweise ist eine Krise ein komplexes psychosomatisches Geschehen. Symptome können als Anpassungsversuche an eine subjektiv unerträgliche Situation verstanden werden. Die psychische Symptomatik kann die gesamte Psychopathologie umfassen, häufig sind Angst-, Erregungs- und Spannungszustände sowie depressive Verstimmungen. Ebenso vielschichtig können die somatischen Begleitsymptome sein. Diese reichen von Schlafstörungen über gastrointestinale Probleme bis hin zu dermatologischen Leiden und sind nicht selten der primäre Grund, weshalb Menschen Hilfe suchen.

2.3.6 Diagnostik

Auch wenn eine Krise primär kein krankhafter Zustand ist, können auf der deskriptiven Diagnoseebene im ICD-10 am ehesten die Kategorien akute Belastungsreaktion (F43.0) und Anpassungsstörungen (F43.2) auf krisenhafte Zustände angewendet werden. Möglich ist natürlich auch, dass sich in Folge einer unbewältigten Krise sowohl psychische als auch psychosomatische krankheitswertige Störungen entwickeln.

2.4 Krisenmodelle

Basierend auf klinischen Erfahrungen und theoretischen Überlegungen wurde im Laufe der Zeit eine Vielzahl von Krisenmodellen ausgearbeitet. Die wichtigste Unterteilung, an der sich viele Autoren orientiert haben, ist: Krisen, die durch schwierige entwicklungsbedingte Prozesse entstehen, und Krisen, die im Gefolge äußerer belastender Lebenssituationen – Verlusten oder Lebensveränderungen – auftreten. Diese „psychosozialen" Krisen sind die zentralen Indikationsgebiete für psychosoziale Krisenintervention. Auch Menschen nach akuten Traumatisierungen kann mittels Krisenintervention geholfen werden. Diese werden allerdings, wie ich weiter oben ausgeführt habe (Kap. 2.3.1), nicht mehr unter die psychosozialen Krisen subsummiert. Zu den Folgen traumatischer Erlebnisse gibt es mittlerweile sehr viel differenziertere Konzepte (vgl. Kap. 2.4.4).

Krisen sind äußerst vielschichtig. Mit einfachen Erklärungen kann man ein Krisengeschehen selten in seiner ganzen Dimension erfassen. Ich werde mich in diesem Kapitel bemühen, etwas Ordnung in die Vielfalt zu bringen, und die gängigsten Krisenmodelle kritisch erläutern. Kurz soll auch auf die angrenzenden Fachgebiete, soweit sie Relevanz für den Gegenstand dieses Buches haben, eingegangen werden.

Sonneck et al. (2012) unterscheiden in Anlehnung an Cullberg (1978) und Caplan (1964) traumatische und Lebensveränderungskrisen. Sie gehen dabei von einer zeitlichen Dimension (der Plötzlichkeit des Auftretens des Krisenauslösers) und einer inhaltlichen Dimension (der Bedeutung, die dem Krisenanlass grundsätzlich zugeschrieben wird) aus. Den Begriff der traumatischen Krise halte ich gerade in Hinblick auf die Abgrenzung zu den posttraumatischen Reaktionen und Störungen (siehe weiter unten) für missverständlich und bevorzuge in Anlehnung an Dross (2001) daher den Begriff der Verlustkrise, da diese Krisen durch irreversible Verluste ausgelöst werden. Man muss auch feststellen, dass die von Cullberg und Caplan beschriebenen linearen Verläufe – eine Phase folgt der anderen – in dieser Eindeutigkeit kaum vorkommen. In letzter Zeit haben folgerichtig einige Autoren (Dross, 2001; Müller & Scheuermann, 2010) diese Konzepte kritisiert. Tatsächlich zeigt die klinische Erfahrung, dass es sich um idealtypische Vorstellungen handelt. Krisen entstehen unter den unterschiedlichsten Bedingungen und haben vielfältigste Erscheinungs- und Verlaufsformen. In einer Krise erleben Menschen immer wieder Phasen, in denen sie ganz von ihren Gefühlen gefangen genommen sind und die Gedanken unproduktiv um den Krisenanlass kreisen. Diese wechseln mit Phasen ab, in denen Betroffene mehr Distanz haben, nachdenken und reflektieren können.

Es gibt Zeiten, in denen sie wie gelähmt sind, und andere, in denen sie aktiv versuchen, das Problem zu lösen. Solche Episoden werden immer wieder spiralförmig und in Schleifen durchlaufen (Ulich, 1987; Dross, 2001). Jede Krise ist in einzigartiger Weise ausgeprägt und wird von Betroffenen auch sehr unterschiedlich erlebt. Selbst die Frage, wie eine erfolgreich bewältigte Krise zu definieren ist, muss in letzter Konsequenz offenbleiben. Die unterschiedlichsten Ausgänge sind möglich, und letztendlich kann nur der Betroffene selbst entscheiden, ob der eingeschlagene Weg für ihn konstruktiv und zufriedenstellend ist (Stein, 2009).

Merke: Jede Krise hat ihre individuelle Ausprägung. Die Verarbeitungsprozesse in einer Krise erfolgen nicht linear, sondern die Episoden werden immer wieder spiralförmig und in Schleifen durchlaufen.

Die unterschiedlichen Konzepte und Betrachtungsweisen von Krisen schließen einander also keinesfalls aus. In der Realität haben wir es oft mit komplexen Mischformen zu tun. Grundlegend ist aber die Frage, bei welchen Problemstellungen eine Indikation für professionelle psychosoziale Krisenintervention gegeben ist und wann andere Behandlungsformen hilfreicher sind. Diesbezüglich plädiere ich daher für eine Schärfung des diagnostischen Blickes, um den beiden wichtigen Grundsätzen von Krisenintervention gerecht werden zu können: Flexibilität und Prozessorientierung einerseits und exakter Indikationsstellung andererseits.

Tabelle 3: *Indikation für psychosoziale Krisenintervention und Abgrenzung zu Nachbargebieten*

Problemstellung	Indikation für
Verlustkrisen	Krisenintervention
Lebensveränderungskrisen	Krisenintervention
Entwicklungskrisen	Kurz- oder Fokalpsychotherapie
Akute Traumatisierungen	Notfallpsychologische Intervention unmittelbar nach dem Ereignis, danach Krisenintervention
Psychiatrischer Notfall	Notfallpsychiatrische Intervention, danach psychiatrische Behandlung
Narzisstische Krisen bei Persönlichkeitsstörungen	Krisenintervention nur zur unmittelbaren Stabilisierung geeignet Langzeitpsychotherapie und/oder psychiatrische Behandlung

2.4.1 Verlust

Der Verlust eines geliebten Menschen gehört zu den schmerzlichsten Erfahrungen, die ein Mensch machen muss, und niemand wird im Laufe seines Lebens dieser Erfahrung entgehen.

Verluste treffen Menschen häufig unvorhergesehen und plötzlich und können eine massive Bedrohung für den Betroffenen darstellen. Es ist also nicht überraschend, dass viele Krisen durch Verluste ausgelöst werden. Das kann der Tod nahestehender Personen sein, ebenso wie eine Trennung, aber auch der Verlust körperlicher Unversehrtheit (nach Unfällen), der körperlichen Gesundheit (Diagnose einer schweren Krankheit) oder der symbolische Verlust von Lebenszielen bzw. zentralen Werten (z. B. Arbeitsplatzverlust). Allerdings muss nicht jeder Verlust krisenhafte Folgen bewirken.

Die Bewältigung eines Verlustes zieht üblicherweise einen Trauerprozess nach sich. Freud (1917) hat bereits festgestellt, dass Trauer eine normale Reaktion auf den Tod einer nahestehenden Person ist. Trauer ist notwendig, um sich vom verlorenen Objekt trennen zu können. Der Trauerprozess benötigt viel Energie und kann nur schrittweise vollzogen werden, d. h., er benötigt viel Zeit, manchmal sogar Jahre. Folgerichtig kann man Trauerprozess und Krise nicht gleichsetzen.

Zu einer krisenhaften Zuspitzung kommt es erst dann, wenn im Laufe eines Trauerprozesses die persönlichen Problembewältigungsstrategien und Verarbeitungsmodi überfordert werden. Dies kann der Fall sein, wenn

- Art, Schwere, Ursache und Umstände des Verlustes besonders dramatisch sind
- die Art der Beziehung schwierig und ambivalent war
- die trauernde Person isoliert ist und keine mitmenschliche Unterstützung bekommt
- sekundäre Verluste nicht bewältigt werden können
- man durch einen frühen Verlust im Leben besonders vulnerabel ist
- andere zusätzliche Belastungen (z. B. soziale Probleme) den Trauerprozess erschweren.

Auch das Alter und das Geschlecht der Betroffenen sind von Bedeutung. So haben Kinder natürlicherweise meist erhebliche Schwierigkeiten, den Verlust eines Elternteils zu bewältigen. Ältere Männer wiederum sind nicht selten sozial isoliert und dadurch krisenanfälliger, wenn die Partnerin stirbt.

Nach Abklingen der akuten Krise und Bewältigung der spezifischen Probleme kann der Trauerprozess fortgesetzt werden.

Eine krisenhafte Entwicklung in Folge eines erlittenen Verlustes ist für die Umwelt der Betroffenen meist gut nachvollziehbar und verstehbar. Sofern ein tragfähiges soziales Netz existiert, kann die Person daher zunächst meist mit viel Unterstützung rechnen.

Krisen, die in Folge von Verlusten entstehen, wurden erstmals von Cullberg (1978) konzeptualisiert und als traumatische Krisen bezeichnet. Ich halte den Begriff „traumatische Krise" allerdings – wie bereits erwähnt – für grundsätzlich missverständlich. Die Bezeichnung legt nahe, darunter alle Ereignisse traumatischer Qualität zu subsumieren (z. B. Schmidt, 2010). Mir scheint es daher sinnvoll, von Verlustkrisen (vgl. Dross, 2001) zu sprechen und sie von Belastungsreaktionen und -störungen, die die Folge akuter Traumatisierungen sind, abzugrenzen. Auch wenn es manche Parallelen gibt, handelt es sich grundsätzlich doch um sehr unterschiedliche Vorgänge. Wie ich später noch ausführen werde, ist diese Unterscheidung insbesondere in Hinblick auf die richtige Art der Intervention von großer Bedeutung.

Den typischen Verlauf traumatischer Krisen beschreibt Cullberg (1978) folgendermaßen:

1. Phase – Schockphase

Die betroffenen Menschen versuchen, die Auseinandersetzung mit der schmerzlichen Realität zu vermeiden, da die Reizüberflutung zu massiv und die mit dem erlittenen Verlust verbundenen Gefühle zu schmerzhaft sind. Viele befinden sich in betäubungsähnlichen Zuständen. Sie erscheinen zunächst nach außen hin ruhig und gefasst, innerlich fühlen sie sich aber chaotisch und desorientiert. Oft können sich Menschen nicht an die Erlebnisse in dieser Zeit erinnern. Sie sind z. B. häufig nicht in der Lage, rationale Erklärungen kognitiv zu erfassen (z. B. die Mitteilung einer Krankheitsdiagnose).

Sind die heftigen Gefühle wie Angst, Verzweiflung oder Wut nicht mehr zu kontrollieren, kann es zu dramatischen, oft wechselnden Erscheinungsbildern, z. B. Toben und Schreien oder ziellosen Aktivitäten und panischer Betriebsamkeit („Nervenzusammenbruch"), kommen. Oft sind solche Zustände mit körperlichen Zeichen panischer Angst wie Herzrasen, Schwitzen oder Übelkeit verbunden. Manchmal verharren die Betroffenen aber auch im Zustand von Rückzug bis hin zur Erstarrung. Eine vernunftgemäße Bearbeitung des Krisenauslösers ist während dieser Phase nicht möglich.

In dieser Zeit, die üblicherweise wenige Tage, maximal zwei Wochen dauert, sollte der Betroffene in dem Maße, wie es seinem Bedürfnis entspricht, über das Ereignis sprechen und seine Gefühle frei äußern können und dabei ein verständnisvolles Gegenüber finden. Menschen dürfen in dieser Zeit nicht allein gelassen werden, doch der Wunsch nach einem zeitweiligen Rückzug sollte respektiert werden. Es ist nicht immer einfach zu erfassen, was der Betroffene gerade benötigt. Eine gute Betreuung umfasst jedenfalls die allgemeine Versorgung, beruhigende Maßnahmen und Schutz vor impulshaftem und potentiell gefährlichem Verhalten, da es vorkommen kann, dass die Person durch die affektive Überflutung die Kontrolle über ihre Handlungen verliert. Oft werden diese Aufgaben vom sozialen Umfeld in vollkommen ausreichender Weise wahrgenommen. Nur wenn diese Unterstützung fehlt oder auch die Angehörigen überfordert sind, ist professionelle Hilfe sinnvoll.

Das Wissen um die Vorgänge in der Schockphase mit ihren Implikationen und Gefahren als unmittelbare Reaktion auf den Verlust ist im klinischen Alltag von hoher Bedeutung und stellt die Grundlage für notfallpsychologische Interventionen dar (Kap. 6).

Merke: In der Schockphase ist eine kognitive Bearbeitung selten möglich und potentiell überfordernd. Menschen benötigen eine gute allgemeine Betreuung und Verständnis dafür, dass sie in ihren Möglichkeiten und Fähigkeiten eingeschränkt sind.

2. Phase – Reaktionsphase

Die Konfrontation mit der schmerzhaft und bedrohlich erlebten Realität ist unvermeidlich. Betroffene versuchen zunächst immer noch die Wirklichkeit unter zeitweiligem Einsatz von Abwehrmechanismen (Verleugnungen, Abspaltung von Gefühlen, Rationalisierungen etc.) so schonend wie möglich für sich zu integrieren. In der Regel können die heftigen Emotionen wie Kummer, Trauer, Angst, Verzweiflung, Wut, Scham- und Schuldgefühle aber nicht mehr ständig kontrolliert und ferngehalten werden. Im günstigen Fall gelingt es, diese Gefühle Schritt für Schritt zu durchleben und die Tatsache des Verlustes langsam zu integrieren.

Ist dies nicht machbar, kann es zu unterschiedlichen Fehlentwicklungen kommen. Im ungünstigen Fall wird der schmerzende Teil der Persönlichkeit sozusagen stillgelegt. Das bindet viel seelische Energie, die nicht mehr zur Bewältigung des Alltags herangezogen werden kann. Längerer sozialer Rückzug ist möglich, und es besteht die Gefahr, dass dysfunktionale und autoaggressive Bewältigungsversuche wie dauerhafte Verleugnung, Abspaltung der Gefühle, Medikamenten- und Alkoholmissbrauch oder suizidale Handlungen eingesetzt werden. Fehlt dann zusätzlich ausreichende Hilfe von außen oder finden sich in der Lebensgeschichte ähnliche unbewältigte Erlebnisse, kann es zur Fixierung kommen, d. h., das Problem wird nicht gelöst, wichtige Ziele werden aufgegeben oder der Trauerprozess wird unterbrochen. Spätere Belastungen können die Wunde wieder aufbrechen lassen und führen dann eventuell zu heftigen und zunächst für den Betroffenen selbst und seine Umgebung nicht mehr nachvollziehbaren Reaktionen. Auch chronische Entwicklungen, die psychische oder psychosomatische Störungsbilder mit sich bringen, sind möglich.

Die wesentliche Hilfe besteht darin, den Betroffenen möglichst viel über das Ereignis und seine Gefühle erzählen zu lassen. Wenn es gelingt, dass er seine Emotionen als adäquaten Ausdruck seiner schwierigen Situation verstehen kann, verlieren die oft chaotischen und einander widersprechenden Gefühle an Bedrohlichkeit. Die Konfrontation mit der Realität sollte behutsam erfolgen.

Merke: Es ist wichtig, dass der Betroffene möglichst viel über alles, was mit dem Ereignis zusammenhängt, reden und seinen Gefühlen Ausdruck geben kann.

Es kommt nicht selten vor, dass sich der Therapeut insuffizient und hilflos fühlt, insbesondere wenn der Betroffene ihm vorhält, er könne doch nicht helfen, das Unglück rückgängig zu machen. Dies ist aber selbstverständlich nicht seine Aufgabe, sie besteht vielmehr darin, die emotionale Aufruhr des Betroffenen auszuhalten, mitzutragen und gleichzeitig die Zuversicht zu bewahren, dass es einen Ausweg geben kann. Er übernimmt damit die Funktion der „stellvertretenden Hoffnung" (Cullberg, 1978, vgl. Kap. 4).

3. Phase – Bearbeitungsphase

Es erfolgt nun eine allmähliche Loslösung vom Verlorenen und eine Ausrichtung auf Gegenwart und Zukunft. Das Ereignis wird kognitiv bewertet, Lösungsschritte werden unternommen und Gefühle fassbarer. Das Erlebte wird langsam integriert. Wie bereits festgestellt kommt es aber auch während der Bearbeitung immer wieder zu Episoden, in denen erneut Verzweiflung, Ungewissheit und Chaos im Vordergrund stehen können. Ebenso wechseln sich Zeiten des Rückzugs mit solchen ab, in denen das Bedürfnis nach Kontakt und Gespräch groß ist.

4. Phase – Neuorientierung

Im Idealfall ist das verlorene Selbstwertgefühl wiederhergestellt und beim Betroffenen entsteht das Gefühl, durch das Durchleben und Bearbeiten des schmerzlichen Ereignisses Lebenserfahrung gewonnen zu haben. Das Leben kann wieder aus einer anderen Perspektive betrachtet werden. Neue Beziehungen können aufgenommen werden.

Wie ich bereits erwähnt habe, handelt es sich um ein idealtypisches Konzept. In der Realität folgen die Phasen nicht aufeinander, sondern die unterschiedlichen Verarbeitungsprozesse wechseln einander immer wieder ab. Das Verdienst Cullbergs ist es, als Erster darauf hingewiesen zu haben, dass Menschen in ihrem individuellen Verarbeitungsprozess auf sehr unterschiedliche Reaktionsweisen, Abwehrmechanismen und Problemlösungsstrategien zurückgreifen. Die meisten Betroffenen versuchen, bevor sie Neues ausprobieren, zunächst ihre vertrauten Bewältigungsmechanismen zu nutzen, und erst wenn diese versagen, wird nach Alternativen gesucht. Ebenfalls zentral ist die Feststellung, dass Menschen bei der Krisenbewältigung immer wieder zwischen konstruktiven und tendenziell eher schädigenden Bemühungen hin- und herschwanken. Verschiedenste Faktoren tragen dazu bei, welche Problemlösungsstrategien letztendlich überwiegen, und bestimmen damit Verlauf und Ausgang der Krise. Aus diesen Überlegungen lassen sich wertvolle Rückschlüsse auf prozessorientierte Interventionsstrategien herleiten (Stein, 2009).

Die Art, wie Menschen mit Verlusten umgehen, unterliegt nicht nur von Person zu Person erheblichen Unterschieden, sondern kann auch intraindividuell im

Laufe eines Lebens stark variieren. Episoden forcierter Problemlösungsversuche wechseln mit solchen verstärkter Abwehr ab. Copingstrategien werden immer wieder im Sinne von Erprobung und Neubewertung eingesetzt.

Starre Vorstellungen und theoretische Konzepte, wie ein ‚richtiger' Bewältigungsprozess abzulaufen hat, wecken unter Umständen unpassende normative Erwartungen, die Betroffene und ihre Angehörigen erheblich verunsichern können.

2.4.2 Lebensveränderungskrisen

Auslösend für Lebensveränderungskrisen sind Situationen, die grundsätzlich zum Leben gehören und von Mensch zu Mensch, aber auch in unterschiedlichen Lebensphasen ganz unterschiedlich bewertet werden. Für viele Betroffene überwiegen sogar die positiven Aspekte eines solchen Ereignisses (z. B. das Verlassen des Elternhauses, Wohnungswechsel, Geburt eines Kindes, berufliche Beförderung, Pensionierung). Unterschiedliche Gründe können dazu führen, dass derartige lebensverändernde Situationen als tatsächliche Bedrohung oder Überforderung erlebt werden. So kann z. B. die schwierige ökonomische Situation einer alleinstehenden Mutter die glücklichen Aspekte einer Geburt überschatten. Es kann auch sein, dass die Befürchtungen und Ängste, die eine solche Veränderung mit sich bringt, Betroffene derart verunsichern, dass es zu krisenhaften Zuspitzungen kommt. Lebensveränderungskrisen bilden sich häufig an den Übergängen von einer in die nächste Lebensphase, wenn gewohnte Abläufe sich ändern, Entwicklungsaufgaben (vgl. Kapitel 2.4.3) zu lösen sind und Neuanpassung notwendig wird.

Der Anlass der Krise ist zunächst für die Umwelt und den Betroffenen selbst oft nicht immer nachvollziehbar. Dies verstärkt Angst und Unbehagen. Diese Krisen schreiten langsam voran, meist über Tage oder Wochen, auf einen Höhepunkt zu und können, wenn alle Bewältigungsversuche erschöpft sind, zu einem Zusammenbruch führen. Ob solch ein Ereignis überhaupt eine Krise auslöst, hängt im Vergleich zu den Verlustkrisen deutlich mehr von der Art der subjektiven Verarbeitung ab. Dies macht die psychopathologische Abgrenzung manchmal schwierig und meist lässt sich erst retrospektiv beurteilen, ob nicht doch der Beginn einer psychischen Störung für die Dekompensation verantwortlich war (Stein, 2009).

Merke: Lebensveränderungskrisen sind wesentlich stärker als Verlustkrisen von der subjektiven Bedeutung geprägt, die der Betroffene dem Krisenanlass gibt.

Der Verlauf von Veränderungskrisen wurde von Caplan (1964) in exemplarischer Weise ausgeführt; auch hier gilt, dass es sich nicht um einen linearen Prozess handelt. Charakteristisch ist, dass die krisenhafte Entwicklung in jedem Stadium unterbrochen werden kann, wenn im positiven Fall die Bewältigungsversuche erfolgreich sind und der Krisenanlass wegfällt oder im negativen Fall resignatives Verhalten überwiegt und die Ziele aufgegeben werden.

Zunächst werden Menschen also mit einem lebensverändernden Ereignis konfrontiert. Wenn sie erleben müssen, dass die gewohnten, gleichgewichtsregulierenden Problemlösungsstrategien (persönliche Reaktionen und Fähigkeiten, üblicherweise zur Verfügung stehende Hilfsmittel) momentan wirkungslos bleiben, erzeugt dies erhebliche Spannung und Unbehagen. Der Betroffene intensiviert nun seine Anstrengungen, in die auch Mitmenschen verstärkt einbezogen werden.

Kann er trotz der großen Anstrengungen die Belastung nicht bewältigen, sinkt der Selbstwert, der innere und äußere Druck nimmt zu, und es stellen sich Gefühle von Hilflosigkeit und Versagen ein. Wahrnehmung, Denken und Fühlen verengen sich, man fokussiert ganz auf das Problem, alles andere im Leben tritt zurück. Unter Umständen hält man in einer solch eingeengten Situation auch an destruktiven Problemlösungsstrategien fest.

Die zunehmende Spannung erfordert die Mobilisierung aller inneren und äußeren Bewältigungskapazitäten. Alle Kraftreserven und die Copingmechanismen für Notfälle werden aktiviert. Vielleicht gelingt es jetzt, die eigene Situation neu zu bewerten und Ungewohntes und Neues zu probieren. An diesem Punkt sind folgende Entwicklungen möglich: Konstruktive Entwicklungsschritte werden unternommen und das Problem wird bewältigt, oder es überwiegen Rückzug und Resignation mit der Gefahr der Chronifizierung (bestimmte Zielaspekte werden aufgegeben). Dies bedeutet unter Umständen dann eine Stabilisierung auf niedrigerem psychosozialen Niveau.

Wenn das Problem aber andauert und weder Bewältigung noch Rückzug möglich sind, kann die emotionale Spannung so ansteigen, dass ein seelischer und/oder körperlicher Zusammenbruch die Folge ist. Damit erreicht die Krise ihren Höhepunkt. Der Betroffene ist desorientiert und hilflos, Verhalten und Äußerungen sind ungesteuert. Im ungünstigen Fall – bei plötzlichem Verlust des emotionalen Gleichgewichtes, der Impulskontrolle oder der Belastbarkeit der Umgebung – entwickelt sich eine Dynamik, die ohne äußere Hilfe dramatische Folgen wie selbst- oder fremddestruktives Verhalten haben kann. Es kommt also entweder zu einer katastrophalen Zuspitzung oder im günstigen Fall mit Hilfe entsprechender Unterstützung von außen zu einem Prozess, der in mehreren Schritten eine Bearbeitung und Neuanpassung ermöglicht.

2.4.3 Entwicklungskrisen

Bei den Entwicklungskrisen, wie sie Erik H. Erikson (1966) beschrieben hat, steht die Persönlichkeits- und Identitätsentwicklung im Vordergrund. Jeder Mensch durchlebt während seines Lebens bestimmte kritische Phasen, in denen er mit existentiellen, neuen Aufgaben konfrontiert wird. Dabei dominiert jeweils ein phasenspezifischer Grundkonflikt, der gelöst werden muss. Erikson beschreibt diese Konflikte anhand zweier Pole (siehe Modell der acht Entwicklungsstufen mit ihren Grundkonflikten im Folgenden). Eine geglückte Bewältigung ermöglicht das Erreichen einer neuen Stufe der Identitätsentwicklung.

Im Kontext dieser Entwicklungskrisen werden Lebensveränderungskrisen oft besser verständlich. Die Entstehung und die Anfälligkeit für Lebenskrisen bei spezifischen wiederkehrenden Themen können durch den Grundkonflikt einer bestimmten Lebensphase mit beeinflusst werden. Auch die subjektive Bedeutung, die der Betroffene seiner Krise gibt, und seine Copingstrategien und Ressourcen werden wesentlich durch Lebensalter und Persönlichkeitsentwicklung mit geprägt.

Die acht von Erikson beschriebenen Entwicklungsstufen und die dazu gehörigen Grundkonflikte sind:

- Säuglingsalter: Grundvertrauen versus Misstrauen. In dieser Phase ist die Regulation von Nähe und Distanz zentral für die Entwicklung (Ermann, 2007). Die primären Bezugspersonen müssen den Säugling nicht nur praktisch versorgen, sondern auch ein ausreichendes Maß an Nähe herstellen und die notwendigen Trennungsschritte empathisch begleiten. Vertrauen kann der Säugling nur dann erwerben, wenn er sich auf die versorgenden Personen in seiner Umwelt verlassen kann. Ist dies nicht der Fall und wird der Säugling etwa vernachlässigt, so kann das ein Gefühl von „Urmisstrauen" in ihm erzeugen, was zur Entwicklung schwerer psychischer Störungen führen kann.
- Kleinkindalter: Autonomie versus Scham und Zweifel. „Ich bin, was ich will." Die wichtigsten psychosozialen Modalitäten sind Festhalten und Loslassen. Das Kleinkind gewinnt Kontrolle über seine Muskeln und damit ein dauerndes Gefühl von Autonomie. So kann es die Welt entdecken. Gelingt die Bewältigung dieser Aufgaben nicht, z. B. weil das Kind in seinen Selbstständigkeitsbestrebungen nicht unterstützt wird oder die Bezugspersonen dem Kind vermitteln, dass es nicht leistet, was man von ihm erwartet, stehen Scham und Zweifel im Vordergrund des Erlebens und nicht die Freude am Selbstständig-Werden.
- Spielalter: Initiative versus Schuldgefühl. „Ich bin, was ich mir zu werden vorstelle." In dieser Phase stehen spielerische Aktivitäten im Vordergrund. Zentrale Entwicklungsaufgaben sind die Lockerung der Beziehung zur Mutter,

die Identifikation mit den Eltern, die Bewältigung des ödipalen Konfliktes und die Ausbildung des Gewissens. Ziel ist, dass das Kind in der Lage ist, liebende Objektbeziehungen einzugehen und seine Geschlechtsidentität zu entwickeln.

- Schulalter: Werksinn versus Minderwertigkeitsgefühl. „Ich bin, was ich lerne." Das Kind hat die Möglichkeit, sich in der Schule Anerkennung zu verschaffen, indem es Leistungen erbringt, es muss sich in der neuen Umgebung zurechtfinden, Beziehungen in der Klassengemeinschaft und zu den Lehrern eingehen und sich schrittweise von den Eltern lösen.
- Jugendalter: Identität versus Identitätsdiffusion. „Ich bin einer, aus dem etwas wird." Pubertät, rasches Wachstum und beginnende Geschlechtsreife sind enorme Herausforderungen. Die Ablösung vom Elternhaus schreitet fort, nicht selten begleitet von heftigen Konflikten. Gleichzeitig ist der verlässliche Rückhalt der Eltern für den Jugendlichen sehr wichtig. Er versucht, seine soziale Rolle außerhalb der Familie und seine Geschlechtsidentität zu finden und zu festigen. Cliquenbildung und rasch wechselnde (Über-)Identifikation mit Idolen können Gefahren beim Prozess der Identitätsbildung darstellen.
- Frühes Erwachsenenalter: Intimität versus Isolierung. Festigung der eigenen Identität ist die Voraussetzung, dass Intimität mit einem Partner zugelassen werden kann. Fühlt man sich durch die Nähe anderer Menschen in den eigenen Grenzen bedroht, muss Distanz gesucht werden und es besteht die Gefahr, dass der junge Mensch sich isoliert.
- Erwachsenenalter: Generativität versus Selbstabsorption (Stagnation). Zentrale Aufgaben sind Kreativität und Produktivität im Beruf, in der Beziehung und der Erziehung der Kinder.
- Höheres Erwachsenenalter: Integrität versus Lebensekel. Der ältere Mensch muss lernen, den Prozess des Alterns und die damit verbundenen Einschränkungen und Verluste zu akzeptieren. Erikson spricht von Integrität als Ziel geglückter Bewältigung. Mit Integrität meint er „Alterswürde" – Annehmen des Alterns und Ausgeglichenheit. Dem stellt er den Begriff Lebensekel gegenüber. Misslingt der Integrationsprozess, entsteht Unzufriedenheit mit dem eigenen Leben, Angst vor dem Tod, Selbstverachtung und Lebensüberdruss (vgl. Kap. 8.4).

Wir können feststellen, dass die Entwicklungsaufgaben, denen sich das Individuum heute gegenübersieht, im Vergleich zu der Zeit, als Erikson sein Konzept entwickelt hat, zugenommen haben, und dass auch die Phasen der Stabilität zwischen den kritischen Entwicklungsschritten kürzer werden. Entwicklungspsychologen registrieren (Seiffge-Krenke, 2014), dass sich einerseits die Dauer der Kindheit verkürzt, jene der Adoleszenz hingegen verlängert hat und dass wir es zwischen dem 18. und 30. Lebensjahr mit einer neuen veränderten Entwicklungsperiode zu tun haben, die von Jeffrey Arnett (2000) als „Emerging Adulthood" definiert wird. Diese Zeit zeichnet sich durch einen starken Selbstfokus aus. Arnett beschreibt sie als eine Phase des „In-Between": Einige Entwicklungsschritte sind noch nicht gefestigt, viel Neues wird ausprobiert. Wichtige Wegmarkierungen wie der Auszug aus dem Elternhaus, der Übergang zwischen Ausbildung und Beruf, Heirat und Geburt des ersten Kindes finden später statt. Nicht wenige junge Menschen geraten an diesen Übergängen in eine Identitätskrise und folglich wird die Identitätsentwicklung auch deutlich später abgeschlossen, oft erst jenseits des 30. Lebensjahres. Auch die mittleren Lebensjahre sind durch die Infragestellung klassischer Rollenbilder und der Unsicherheit am Arbeitsmarkt bei Weitem weniger stabil als vor 40 Jahren. Die Zeit der „nachelterlichen Gefährtenschaft" hat sich auf einen Zeitraum von bis zu 40 Jahren ausgedehnt und erfordert von den Beziehungspartnern große Anstrengungen, um sich in der Partnerschaft neu zu orientieren. Folgerichtig sind die Scheidungsraten nach langjähriger Beziehung im Steigen begriffen. Schließlich lässt sich auch das höhere Lebensalter in mehrere Phasen differenzieren. Kruse (2009) spricht in diesem Zusammenhang vom vierten Lebensalter, das uns ab dem Alter von 75 Jahren mit immer mehr Verlusten und Einschränkungen konfrontiert (vgl. Kap. 8.4).

In der Regel können diese Entwicklungsphasen ohne therapeutische Hilfe durchlebt werden. Eine misslingende Bewältigung der Grundkonflikte führt jedoch meist zu länger dauernden Problemen und Störungen. Für diese sind andere therapeutische Zugänge wie z. B. Fokalpsychotherapie sinnvoller als Krisenintervention. Allerdings sind Menschen in solchen kritischen Lebensabschnitten, die mit tiefgreifenden Veränderungen im Selbsterleben und in den Beziehungen verbunden sind, oft verunsichert und reagieren daher deutlich empfindlicher auf äußere Belastungen. Auf Grund dieser erhöhten Vulnerabilität geraten Menschen häufiger als in anderen Lebensphasen in akute psychosoziale Krisen. Sie benötigen dann in vielen Fällen eine Unterstützung in Form von Krisenintervention.

2.4.4 Akute Traumatisierungen

Wie bereits ausgeführt sind die Folgeprobleme, die nach akuten Traumatisierungen auftreten, eine klare Indikation für Krisenintervention.

Definition, Störungsbilder, Traumatypen

Traumata sind definitionsgemäß schwere psychische und/oder physische Belastungen, die im Gegensatz zu Krisen außerhalb der üblichen Erfahrung liegen. Sie haben oft besonders tiefgreifende Folgen, da sie in beinahe jedem Fall die normalen Anpassungsstrategien des Menschen überfordern. Im Allgemeinen bedeuten solch überwältigende Ereignisse – Naturkatastrophen, schwere Unfälle und vor allen Dingen Gewalterlebnisse wie z. B. Folter oder Vergewaltigung – eine Bedrohung für das Leben oder die körperliche Unversehrtheit des Betroffenen oder einer geliebten Person. Die Folgen seelischer und körperlicher Verletzungen, die absichtlich durch andere – evtl. sogar durch Vertrauenspersonen – zugefügt werden, sind dabei besonders schwerwiegend. Üblicherweise löst ein massiver Stressor auf neuronalem und hormonellem Weg die Fähigkeit zur Stressbewältigung durch Flucht oder Kampf aus. Kann der betroffene Mensch aber nicht in adäquater Weise auf die Gefahr reagieren, ist er Erfahrungen von extremer Angst, Kontrollverlust, Ohnmacht und Hilflosigkeit ausgesetzt. Die meisten Menschen sind zunächst kaum in der Lage, solche Situationen extremer Hilflosigkeit adäquat zu verarbeiten.

Auch in Krisen ist das stressverarbeitende System zeitweilig überfordert, selten aber im selben Ausmaß wie nach einem Trauma. Man fühlt sich zwar hilflos und handlungsunfähig, gelegentlich scheint die Situation auch so ausweglos zu sein, dass man den Mut und die Hoffnung verliert. Aber in den allermeisten Krisen findet man einen Weg zurück zur Normalität. Oft benötigt man dazu die Hilfe des sozialen Umfeldes, manchmal auch professionelle Unterstützung, aber man ist meist in der Lage, das Leben zumindest so fortzusetzen wie vor der Krise, nicht selten sogar gestärkt und gereift.

Dieser Chancencharakter fehlt nach einem Trauma. Die Gefahr ist so groß, dass man eben nicht mehr handeln kann. Das Trauma verändert das Leben nicht zum Positiven und viele Menschen fühlen sich in einer Weise verändert, die ihre grundsätzliche Sicherheit und ihr Vertrauen in Andere in Frage stellt.

Die meisten Menschen erleben in der traumatisierenden Situation eine akute peritraumatische Schreckreaktion, die innerhalb von Stunden oder Tagen abklingt. Daraus kann sich sofort oder mit Latenz eine akute Traumareaktion entwickeln. Hält diese Reaktion über sechs bis acht Wochen an, hat sich eine Posttraumatische Belastungsstörung (ICD-10: F43.1) ausgebildet. Bei Chronifizierung entsteht eine andauernde Persönlichkeitsveränderung durch Extrembelastung (F62.0). Diese Kategorie wird allerdings der Komplexität von Entwicklungsbeeinträchtigungen durch frühe Traumata in der Kindheit ebenso wenig gerecht wie den Folgen fortgesetzter langandauernder Traumatisierungen wie Folter oder Gewalt in familiären Beziehungen. Die Psychiaterin Judith Herman schlägt daher die Bezeichnung komplexe posttraumatische Störung vor (Herman, 1993, S. 165f.).

Zieht man die Einwirkungsdauer des traumatischen Ereignisses zur Definition heran, kann man zwischen sogenannten Typ-1-Traumen als Folge plötzlicher kurzandauernder traumatischer Ereignisse (Naturkatastrophen, Unfälle, kriminelle Gewalttaten) und Typ-2-Traumen als länger dauernde, wiederholte Traumen

(Geiselhaft, Folter, KZ-Gefangenschaft, wiederholte sexuelle und/oder körperliche Gewalt) unterscheiden. Krisenintervention ist primär bei Typ-1-Traumen indiziert.

Epidemiologie und Faktoren, die Entstehung und Verlauf beeinflussen

Über 50 % der Bevölkerung der Industriestaaten sind irgendwann in ihrem Leben einer traumatischen Erfahrung ausgesetzt, aber nicht alle Menschen zeigen nach diesen Ereignissen Symptome (Langkafel, 2000). 50 % der Betroffenen entwickeln eine akute Posttraumatische Störung, davon erholt sich die Hälfte innerhalb des ersten Jahres (viele auch ohne Behandlung), etwa ein Viertel entwickelt eine chronische Posttraumatische Störung. Art, Intensität und Dauer der traumatischen Erfahrung bestimmen ganz wesentlich Folgen und Verlauf. So beträgt die Erkrankungsrate bei Vergewaltigung bis zu 55 % (Kessler, Sonnega, Bromet, Hughes & Nelson, 1995), bei politischen Flüchtlingen zwischen 50 % und 70 % (McFarlane, 1997), bei Naturkatastrophen nur 4,5 % (Kessler et al., 1995). Aber auch andere Faktoren sind konstituierend für das Entstehen und die Schwere der Störung. Dazu gehören Persönlichkeitsfaktoren, das Alter und die spezifische Entwicklungsphase, die Vulnerabilität der betroffenen Person, z. B. aufgrund früherer Traumatisierungen, die Copingstrategien, Ressourcen und Abwehrmechanismen, die der Person zur Verfügung stehen, protektive Faktoren wie allgemeine Resilienz („Kohärenzsinn“, siehe Kap. 2.3.4) sowie die Reaktion der nächsten Umgebung und die Art der Hilfestellung.

Symptome

Wir verstehen die zahlreichen, teils sehr unterschiedlichen Symptome als eine normale Reaktion auf eine extrem belastende Situation. Sie sind Anpassungsversuche zur Bewältigung des Traumas. Grundsätzlich kann man drei charakteristische Symptomgruppen unterscheiden.

Übererregung

Auf Grund der massiven Reaktion des stressverarbeitenden Systems bleibt der Betroffene in einem Zustand der Alarmierung. Die damit verbundenen Symptome wie Schlafstörungen, Reizbarkeit, Konzentrationsstörungen, Wutausbrüche oder übertriebene Schreckreaktionen spiegeln die anhaltende Erwartung von Gefahr wider.

Intrusion

Da die Möglichkeit einer zusammenhängenden verbalen Erzählung fehlt, sind die traumatischen Erinnerungen in Form von Körpersensationen, intensiven Gefühlen und deutlichen optischen Bildern gespeichert, die aber scheinbar in keinem Zusammenhang zueinander stehen. Intrusive Symptome – das ständige innere Wiedererleben des Traumas in Form von Flashbacks und Alpträumen – sind zunächst als Versuch der Weiterverarbeitung zu verstehen, um diesen fehlenden Zusammenhang herzustellen.

Konstriktion

Das anhaltende Vermeiden von Gedanken, Gefühlen und Reizen, die auch nur entfernt an das Trauma erinnern, bis hin zur Vermeidung jeglichen Kontaktes oder jeglicher Aktivität, führt zu einer Art Erstarrung. Dadurch versuchen Betroffene die Konfrontation mit den quälenden intrusiven Symptomen zu vermeiden. Depressive Verstimmungen sind häufig, ebenso findet man Suchtmittelmissbrauch, selbstverletzendes Verhalten und suizidale Entwicklungen.

Phasen der traumatischen Verarbeitung

1. Schockphase

Ähnlich wie bei den Verlustkrisen beginnt der unmittelbare Verarbeitungsprozess mit einer Schockphase, deren Dauer im Regelfall zwischen einigen Stunden, wenigen Tagen und maximal einer Woche schwankt. Betroffene befinden sich in einem Zustand der Betäubung bei gleichzeitiger innerer Alarmierung und Verwirrtheit. Zustände von Erstarrung wechseln mit Zuständen der Übererregung mit überschießenden Reaktionen wie scheinbar übertriebenen Schreckreaktionen und Wutausbrüchen. Besonders bedrohlich sind dissoziative Zustände wie Depersonalisations- und Derealisationserscheinungen.

2. Einwirkphase

Diese dauert in der Regel zwei bis drei Wochen, aber auch längere Verläufe bewegen sich durchaus im Rahmen der Norm. Die Betroffenen sind weiterhin intensiv mit dem Versuch der Verarbeitung des Ereignisses befasst. Die gesamte posttraumatische Symptomatik kann sich jetzt wie oben beschrieben in unterschiedlicher Ausprägung zeigen. Flashbacks und Albträume kommen häufig vor, bei anderen Betroffenen dominieren Gefühle von Hoffnungslosigkeit, Ohnmacht und Depression. Schuldgefühle und Selbstvorwürfe können ebenso Thema sein wie heftige Wut gegen tatsächliche oder vermeintliche Verursacher.

3. Erholungsphase

Nach etwa drei bis vier Wochen, manchmal aber auch später, beginnen sich Betroffene von den Folgen des Traumas zu erholen. Die Dauererregung klingt ab und es kann an das traumatische Geschehen gedacht werden, ohne dass die vollständige Intensität des Schreckens wieder zurückkehrt. Damit einher geht eine Rückkehr ins Alltagsleben. Zukunftsperspektiven tauchen auf. Gelingen jedoch die notwendigen Anpassungsschritte nicht und halten die Symptome weiterhin an, bildet sich das Vollbild einer Posttraumatischen Belastungsstörung aus.

Psychodynamik

Die hier angestellten Überlegungen zur Psychodynamik beschränken sich auf Hinweise, die Relevanz für die Krisenintervention von Menschen nach Traumatisierungen haben.

Viele der Symptome, die als Folge von akuten Traumatisierungen auftreten, können wir als Versuche zur Bewältigung des Traumas verstehen. In traumatischen Situationen sind Menschen vollkommen hilflos ausgeliefert und erleben intensive Angst. Indem durch Depersonalisation der eigene Körper oder durch Derealisation die äußere Realität verlassen wird, kann das traumatische Geschehen erträglich gemacht werden. Man spricht von dissoziativen Zuständen. Das Problem ist allerdings, dass dadurch der Verarbeitungsprozess unterbrochen wird, was dazu führt, dass Körpersensationen und Gefühle gespeichert werden, für die es keine Worte und Bilder gibt, die also ihren Sinnzusammenhang verloren haben. Gleichzeitig überlagern die von den Gefühlen abgespaltenen Bilder immer wieder die aktuelle Realität.

Das Gefühl, einer Situation hilflos ausgeliefert zu sein, kann für Menschen unerträglich sein. Schuldgefühle und Selbstvorwürfe, die viele traumatisierte Personen quälen, können auch als Versuch verstanden werden, das Gefühl der absoluten Hilflosigkeit und des Ausgeliefertseins zu kompensieren. Zumindest durch ihr vermeintlich falsches Verhalten hätten die Betroffenen einen gewissen Einfluss auf die Situation genommen, so ihre dahinterstehende Annahme. Daher sollte nicht versucht werden, Schuldgefühle frühzeitig ‚auszureden'. Sinnvoll ist es aber, sie in einen realistischeren Kontext zu stellen.

Besonders bei Traumatisierungen nach Gewalterlebnissen kann die Wahrnehmung eigener Hilflosigkeit und Ohnmacht, das Gefühl sich jemandem unterworfen zu haben, sehr beschämend sein. Verstärkt wird dieses Gefühl, wenn eine nahe Beziehung zum Täter besteht. Es kommt vor, dass die Scham die Person daran hindert, offen über das Geschehene zu sprechen. Bei Gewalttaten führt das Erleben, hilflos ausgeliefert gewesen zu sein, gelegentlich auch dazu, dass Betroffene sich mit dem Aggressor identifizieren. Dieser Mechanismus bringt das Opfer dazu, sich selbst so schlecht zu behandeln, wie es der Täter getan hat. Man demütigt, entwertet oder verletzt sich selbst.

Das Trauma als „Physioneurose"

Durch die Massivität des traumatischen Stresses mit überflutender Angst, Ausgeliefertsein und Ohnmacht werden die hirnphysiologischen Regelkreise verändert und es kommt zur Blockierung der Informationsverarbeitung sowie Informationsspeicherung. Die Weiterverarbeitung des traumatischen Ereignisses ist gleichsam eingefroren und kann nicht als zukünftig nutzbare Lernerfahrung in die Persönlichkeit integriert werden. Die mit dem Trauma in Verbindung stehenden Sinneseindrücke zerfallen wie die Splitter eines zerbrochenen Spiegels in viele Einzelteile und können daher nicht mehr als sinnvolles Ganzes wahrgenommen, zugeordnet und gespeichert werden. In der Folge ist die Reizschwelle gegenüber potentiell bedrohlichen Außenreizen deutlich niedriger. Die Erinnerungsfragmente können auf allen Sinneskanälen als Intrusionen wiederkehren. Im Flashback mit Hyperarousal (Übererregung) werden zusätzlich einzelne Hirnfunktionen unterdrückt, z. B. ist das Broca'sche Sprachzentrum nicht mehr arbeitsfähig. Das erklärt, warum in diesen Momenten die Worte für das Erlebte fehlen.

Traumatisierte Menschen erleben gleichsam einen permanenten Horrorfilm. Bestimmte Signale lösen neue Stressreaktionen aus und Stresshormone werden ausgeschüttet. Ein Teufelskreis beginnt: Die Reizschwelle wird immer niedriger, es kommt zu einer ständigen Überflutung mit traumatischen Erinnerungen und der Körper befindet sich in einer permanenten Anspannung. Es ist nicht verwunderlich, dass Betroffene alles zu vermeiden versuchen, was sie an das Trauma erinnern könnte.

Bei der Krisenintervention akuttraumatisierter Personen ist es von entscheidender Bedeutung, dass dieser Teufelskreis möglichst rasch unterbrochen und die Ausschüttung der Stresshormone reduziert wird, damit die Informationsverarbeitung wieder in Gang kommen und das Erlebnis integriert werden kann. Dann bildet sich die Symptomatik zurück. Die Wiederherstellung äußerer wie innerer Sicherheit ist vordringlichstes Ziel jeder Intervention nach akuten Traumatisierungen (siehe Kap. 6.3).

2.4.5 Unterscheidung zwischen psychiatrischem Notfall und psychosozialer Krise

Die Abgrenzung von Krisenintervention und Notfallpsychiatrie ist ein bis heute noch nicht ganz befriedigend gelöstes sowohl theoretisches als auch behandlungsrelevantes Problem. Es ist zwar gelegentlich schwierig, aber unbedingt sinnvoll, den psychiatrischen Notfall von einer psychosozialen Krise im Sinne einer präzisen Indikationsstellung zu unterscheiden, da die in der Folge notwendigen Interventionsstrategien deutlich voneinander abweichen. Gleichzeitig ist eine enge Kooperation der mit diesen Aufgaben befassten Institutionen unerlässlich (Stein, 2009).

Beim psychiatrischen Notfall besteht großer Zeitdruck und unmittelbarer Handlungsbedarf, da oft Lebensgefahr (z. B. bei akuter suizidaler Einengung oder eskalierter Gewalt) bzw. die akute Verschlechterung eines Krankheitszustandes mit unter Umständen nicht wieder rückgängig zu machenden Folgen drohen (bei Bewusstseinsstörung und Verwirrung, psychotischer wahnhafter Dekompensation, Rauschzustand oder Entzugssymptomatik). In der Regel wird der Notfall durch eine psychiatrische Krankheit oder eine chronische psychische Störung verursacht. Es handelt sich somit objektiv um eine medizinische Notfallsituation und beinahe immer ist eine medizinisch-psychiatrische Beurteilung oder die Kooperation mit anderen Institutionen notwendig (z. B. mit der Polizei bei drohender Gewalt). Vordringlichstes Ziel der Intervention ist die möglichst rasche Abwendung der Gefahr und eine symptomatische Behebung des bedrohlichen Zustandes.

Demgegenüber steht bei der akuten Krise der Zusammenbruch der Hilfspotentiale und Bewältigungsstrategien in Folge schwerer belastender, lebensverändernder Ereignisse im Vordergrund. Es handelt sich also zunächst um eine schwere subjektive Notlage. Wie ich später noch ausführen werde, ist das primäre Ziel der Intervention die Herstellung einer tragfähigen und vertrauensvollen Beziehung zum Betroffenen. Es geht darum, die Ursachen für die subjektive Notlage zu verstehen, um den Betroffenen bei der Bewältigung der Krise adäquat unterstützen zu können. Der Interventionsansatz ist präventiv. Eskalationen oder die Entwicklung länger dauernder psychischer oder psychosomatischer Erkrankungen sollen verhindert werden. Die aktuelle Krise kann in einem Sinnzusammenhang gesehen werden und bietet bei richtiger Intervention eine Chance für eine rasche Veränderung. Die Intervention ist weniger dringlich als bei einem Notfall (Erstgespräch innerhalb von 24–48 Stunden).

Merke: Während bei der psychiatrischen Notfallintervention der Schutz des Lebens im Vordergrund steht und daher unmittelbar eingreifendes Handeln gelegentlich auch ohne Zustimmung des Betroffenen erforderlich macht, ist das primäre Ziel von Krisenintervention die Herstellung einer tragfähigen und vertrauensvollen Beziehung sowie die Lösung des ursächlichen Problems.

Aus einer Krise kann sich allerdings ein Notfall ergeben (z. B. durch zunehmende suizidale Einengung oder akute Fremdgefährdung) und umgekehrt kann sich aus einer Notfallsituation eine Krise entwickeln (z. B. durch die in Folge einer Gewalthandlung notwendig gewordene Wegweisung aus der eigenen Wohnung durch die Polizei).

2.4.6 Narzisstische Krisen

Menschen, die in narzisstische Krisen geraten, haben meist schwerwiegende psychische Fehlentwicklungen erlebt, die mit länger zurückliegenden Belastungen wie Traumatisierungen, frühen Verlusten oder erheblicher Vernachlässigung in Zusammenhang stehen. Sie geraten häufig durch geringfügige tatsächliche oder phantasierte Kränkungen in schwerste Ausnahmesituationen, deren Erscheinungsbild von anderen krisenhaften Verläufen zunächst kaum zu unterscheiden ist. Da es sich häufig um Menschen handelt, die Probleme mit der Kontrolle der eigenen Impulse und der Realitätsprüfung haben, sind narzisstische Krisen oft mit ernsthaften Gefährdungen der eigenen (selbstverletzendes Verhalten, Suizidalität) oder fremder Personen (Gewaltdrohung oder -handlung) verbunden. Bei narzisstischen bzw. Selbstwertkrisen sind die sich in der Persönlichkeitsentwicklung und -struktur niederschlagenden negativen Erfahrungen und nicht die aktuellen äußeren Umstände für die krisenhafte Entwicklung entscheidend.

Der Psychoanalytiker Hans Henseler hat den Begriff der narzisstischen Krise im Zusammenhang mit seinen Überlegungen zur Entstehung suizidalen Verhaltens eingeführt (Henseler, 1984). Menschen mit einer narzisstischen Problematik haben ein sehr labiles Selbstwertgefühl und sind dadurch äußerst verletzlich. Diese narzisstisch labilen Persönlichkeiten fühlen sich ständig bedroht, in einen Zustand von Verlassenheit, Ohnmacht und Hilflosigkeit zu geraten. Sie können Kränkungen nicht in reifer Art und Weise verarbeiten. Kränkungen, die zur narzisstischen Krise führen, können als Wiederbelebung belastender Erfahrungen mit den frühen Bezugspersonen verstanden werden. Wiederbelebt werden Erlebnisse übermächtiger Bedrohung, die zu Gefühlen katastrophaler Abhängigkeit und intensiver Wut führen. Dieser Bedrohung kann nur mit mehr oder weniger inadäquaten Kompensationsversuchen durch Verleugnung der Realität, Projektion auf Andere, Spaltung oder Idealisierung entgegengetreten werden.

Reichen diese Abwehrmechanismen nicht aus, um ein neues Gleichgewicht herzustellen, kann es zu destruktiven Entwicklungen wie Selbstverletzung, Suizidalität, Fremdaggression oder Substanzmissbrauch kommen. In solchen Situationen kann im Sinne einer Stabilisierung durch eine Krisenintervention nur sehr begrenzt geholfen werden. Meist benötigen Betroffene eine längerfristige Psychotherapie, oft kombiniert mit medikamentöser Therapie. Nur so lassen sich Veränderungen herbeiführen, die einen adäquateren Umgang mit Verletzungen und Kränkungen ermöglichen.

Man muss aber anmerken, dass die Übergänge zwischen psychosozialen und narzisstischen Krisen fließend sind und eine eindeutige Abgrenzung zunächst nicht immer möglich ist, denn das narzisstische Gleichgewicht, also der Selbstwert, ist in vielen Krisen auch bei zuvor psychisch unauffälligen Personen ernsthaft beeinträchtigt.

3

Gefährdungen in der Krise

Es wurde bereits darauf hingewiesen, dass Krisen Situationen darstellen, in denen die emotionale Belastung sehr groß ist. Betroffene stehen unter erheblichem äußeren wie inneren Druck, ihr Abwehrsystem ist instabil und die üblichen Problemlösungsstrategien und Ressourcen sind momentan nicht verfügbar. Die Situation spitzt sich rasch zu, der Betroffene ist verzweifelt und sieht unter Umständen keinen Ausweg aus seiner verzweifelten Lage. Es ist nicht verwunderlich, dass in einer derartigen Situation der Wunsch nach Entlastung, gleichgültig welcher Art, groß ist und zu gefährlichen, manchmal nicht wieder gutzumachenden Reaktionen führen kann.

Merke: In Krisen ist man häufig in einer Ausnahmesituation mit hoher emotionaler Belastung. Dies erhöht die Gefahr, dass es zu unkontrollierten, potentiell gefährlichen Handlungen kommt.

Handlungen, die zu einer akuten Gefährdung führen, können beabsichtigt und geplant sein, wie es häufig bei Suizidversuchen oder bei Racheakten der Fall ist. Dramatische Zuspitzungen können aber auch Folge eines plötzlichen Kontrollverlustes sein. Es gibt Situationen, in denen so gut wie jeder Mensch die Kontrolle über seine Handlungen verlieren kann, weil die Umstände so belastend sind, wie etwa die Nachricht vom Tod einer nahestehenden Person, ein Unfall oder eine Gewalthandlung, der man ausgesetzt ist. Man spricht von der Schockphase einer Krise (vgl. Kap. 2.4.1).

Es gibt aber auch Menschen, die auf Grund einer psychischen Erkrankung (Psychose, Borderline-Persönlichkeitsstörung) und einer Impulskontrollstörung grundsätzlich gefährdet sind, in emotional belastenden Situationen impulsiv und unüberlegt zu handeln. Oft geschieht dies aus einem momentanen Gefühl der Kränkung heraus. Drogen, Medikamenten- oder Alkoholeinfluss erhöhen die Gefahr.

Neben der Beziehungsaufnahme ist bei jedem Erstgespräch in der Krisenintervention die Einschätzung des Gefährdungspotentials und in der Folge die Einleitung der richtigen Hilfsmaßnahmen vordringlich. Dies ist eine schwierige und anspruchsvolle Aufgabe. Einerseits müssen zusätzliche Schäden und Probleme vom Betroffenen und seinem sozialen Umfeld abgewendet werden, andererseits sollte immer das

Tabelle 4: *Gefährdungen in Krisen*

Akute Gefährdungen mit unmittelbaren (unter Umständen auch längerfristigen) Folgen

- Selbstgefährdung – Suizidalität, Selbstverletzung, selbst verschuldete Unfälle
- Fremdgefährdung – Gewaltdrohungen und -handlungen
- Akute Verschlechterung einer vorbestehenden psychischen Störung

Gefährdungen mit längerfristigen Folgen

- Beginn einer psychischen Erkrankung – z. B. Depression, Angststörung, Posttraumatische Belastungsstörung
- Verschlechterung einer vorbestehenden psychischen oder psychosomatischen Erkrankung
- Beginn somatischer oder psychosomatischer Erkrankungen
- Beginn von Alkohol- oder Drogenabhängigkeit
- Verlust sozialer Sicherheit
- Verlust von Beziehungen – soziale Isolation
- Pathologische Trauerreaktionen

mildeste Mittel der Intervention gewählt werden, um die therapeutische Beziehung nicht vorschnell zu belasten. Daher müssen Zwangsmaßnahmen die absolute Ausnahme bleiben.

Wie bereits weiter oben erläutert sind Übergänge von der Krise zum psychiatrischen Notfall oft fließend und kommen nicht selten vor. In den folgenden Kapiteln werden Hinweise zur richtigen Einschätzung des Gefährdungspotentials gegeben. Ich beschreibe zunächst allgemeine Warnsignale und gehe daran anschließend gesondert auf die Problematik akuter Suizid- und Gewaltgefährdung ein.

Drohungen und Handlungen, die den Betroffenen oder sein Umfeld akut gefährden, erfordern rasches Handeln, oft unter Einbeziehung anderer Institutionen wie psychiatrischer Dienste und Polizei. Hingegen ist bei jenen Entwicklungen, bei denen die Gefahr einer Chronifizierung besteht, keine unmittelbare Intervention notwendig. Krisentherapeuten sollten sich aber eines solchen Risikos bewusst sein und diesbezügliche Hinweise nicht übersehen. Wenn – aus welchen Gründen auch immer – die Krise nicht zufriedenstellend bewältigt werden kann, wenn wichtige Lebensziele aufgegeben werden, wenn potentiell schädigende Lösungsstrategien überwiegen, Rückzug und Vermeidung das Verhalten dominieren, können unterschiedliche mittel- bis langfristige Fehlentwicklungen die Folge sein. Bei entsprechender Disposition entstehen möglicherweise psychische Erkrankungen wie Depressionen, Angststörungen oder körperliche und psychosomatische Erkrankungen. Werden Alkohol oder Drogen über einen längeren Zeitraum zum Spannungsabbau oder zur Schlafanregung verwendet, kann sich eine Alkohol- oder Drogenabhängigkeit entwickeln. Rückzug oder passives Abwarten können zum Verlust von sozialer Sicherheit und von Beziehungen bis hin zur sozialen Isolation führen. Komplizierte oder pathologische Trauer bildet sich dann heraus, wenn der Betroffene Aspekte eines Verlustes, seiner Implikationen und des damit verbundenen Schmerzes verneint, unterdrückt oder vermeidet und an einer verlorenen Person festhält bzw. sie nicht loslässt. Menschen finden dann sozusagen nicht aus der Trauer heraus.

3.1 Allgemeine Warnsignale, die auf eine akute Gefährdung in einer Krise hinweisen

Im Folgenden werden allgemeine Warnsignale beschrieben, die darauf hinweisen, dass das Gefährdungspotential in einer Krise zunimmt.

Es kann nicht oft genug betont werden, dass jede Suizid- oder Gewaltankündigung unbedingt ernst zu nehmen ist. Entgegen der oft fälschlich vorherrschenden Meinung, dass jemand, der darüber spricht, sich ohnehin nicht das Leben nimmt, werden die allermeisten Suizide und Gewalthandlungen direkt oder indirekt angekündigt, oft sogar mehrfach. Auch vage Andeutungen wie „ich will nicht mehr", „alles ist sinnlos", „ich kann nicht mehr weiter", „wenn das nicht anders wird, passiert etwas" oder schriftliche Ankündigungen müssen ernst genommen werden. Als Regel gilt: Je systematischer und realistischer Suizidgedanken oder Gewaltankündigungen sind, je weniger Alternativen erwogen werden, desto gefährlicher ist die Situation und desto mehr Handlungsbedarf besteht. Jemand, der wiederholt davon spricht, nicht mehr weiterleben zu wollen, und gleichzeitig vermittelt, eigentlich keine Zukunftsperspektiven und Pläne im Leben zu haben, der vielleicht sogar bereits plant, wie er sich das Leben nehmen würde, ist höchst gefährdet und bedarf meist auch professioneller Hilfe. Wenn dieser Mensch auch noch leichten Zugriff auf tödliche Mittel, insbesondere auf Schusswaffen hat, ist dies äußerst alarmierend. Je kürzer die Zeit zwischen der Überlegung, eine suizidale oder Gewalthandlung zu setzen, und der Verfügbarkeit z. B. einer Waffe ist, desto geringer ist die Chance, konstruktive Hilfe zu finden bzw. anzubieten.

Tabelle 5: *Warnsignale*

- Ankündigung selbst- oder fremdgefährdenden Verhaltens
- Leichter Zugriff auf tödliche Mittel, insbesondere Schusswaffen
- Kontrollverlust bzw. deutliche Herabsetzung der Selbstkontrolle
- Mangelnder oder fehlender Realitätsbezug
- Fehlen von Distanzierungsmöglichkeiten
- Starke Schwankungen der Gefühlslage
- Auffällige Verhaltensweisen
- Funktionsausfälle
- Rückzug aus allen Beziehungen, Einsamkeit, soziale Isolation
- Kontaktaufnahme zum Klienten schwierig oder unmöglich, Gefühl der Unerreichbarkeit
- Mangelnde Vertragsbereitschaft und -fähigkeit

Auf die Gefahr eines Kontrollverlustes bzw. einer deutlichen Herabsetzung der Selbstkontrolle wurde bereits hingewiesen. Plötzlicher Kontrollverlust erfordert unter Umständen sofortiges Handeln seitens des Krisentherapeuten und kann eine unmittelbare stationäre Aufnahme notwendig machen.

Ähnlich verhält es sich mit Menschen, denen der Realitätsbezug fehlt. Diese sind nicht mehr in der Lage, die Wirklichkeit realistisch wahrzunehmen, eine nachvollziehbare Einschätzung der Situation vorzunehmen, eine sinnvolle Handlung auszuführen oder Verständnis für das Tun ihrer Mitmenschen aufzubringen.

Von fehlenden Distanzierungsmöglichkeiten spricht man dann, wenn die Gefühle so überwältigend sind, dass der Betroffene sich nicht ohne Hilfe von seiner eingeengten Sichtweise lösen kann. Dadurch ist er nicht mehr in der Lage, sich einen Überblick über die Situation zu verschaffen. Dieser Mensch ist von seinen Gefühlen und dem Geschehen ganz gefangen genommen. Da Vergangenheit und Zukunft davon überschattet sind, fehlen positive Perspektiven. ‚Vernünftiges' Nachdenken über die eigene Situation ist nur mehr sehr eingeschränkt möglich. Starke Schwankungen der Gefühlslage sind ein wichtiger Hinweis darauf, dass sich die Situation zuspitzt, insbesondere wenn Hoffnungslosigkeit und Verzweiflung überwiegen.

Auffallende Verhaltensweisen und Funktionsausfälle müssen immer im Vergleich zum Verhalten vor der Krise gesehen werden. Ein vernachlässigtes äußeres Erscheinungsbild kann z. B. ein Hinweis darauf sein, dass jemand nicht mehr ausreichend in der Lage ist, für sich selbst zu sorgen.

Besonders ernst ist es, wenn man zu einem Menschen in der Krise keinen Kontakt herstellen kann und das Gefühl bekommt, dass das Gegenüber nicht bereit ist, offen über seine Probleme zu sprechen, und damit nicht erreichbar für Hilfsangebote ist. Es entsteht keine Gesprächsbasis und damit auch keine tragfähige Beziehung.

Nach einem Gespräch ist es wichtig, sich nochmals zu vergewissern, wie es dem Gesprächspartner aktuell geht und wie seine weiteren Pläne sind. Hat man im Gespräch z. B. vereinbart, dass medikamentöse Hilfe notwendig ist, soll möglichst genau besprochen werden, wie der Betroffene zu dieser Unterstützung kommt. Entsteht dann der Eindruck, der Betroffene hätte nicht ernsthaft die Absicht, diese Vereinbarung einzuhalten (fehlende Vertragsbereitschaft), muss ein anderes Vorgehen überlegt werden (z. B. eine stationäre Aufnahme).

3.2 Suizidgefährdung

Jeder Mensch kann in eine Situation geraten, in der er so verzweifelt ist, dass er Suizidgedanken entwickelt und/oder suizidale Handlungen setzt. Suizidales Verhalten ist als das Ergebnis einer komplexen Interaktion neurobiologischer, psychologischer und sozialer Faktoren zu verstehen. Nur eine integrative Sichtweise, die Aspekte unterschiedlicher theoretischer Zugänge berücksichtigt, kann diesem Thema gerecht werden.

Es gibt keine Krankheit und keine Umstände, die zwangsläufig zum Suizid führen, somit gibt es auch keinen typischen Suizidenten. Es kommen aber Anfälligkeiten, Krankheiten und belastende Ereignisse vor, die manche Menschen mehr als andere an eine Selbsttötung denken lassen.

Entsprechend des Diathese-Stress-Modells, das eine Forschergruppe um John Mann (1999) entwickelt hat, sind Personen, die suizidales Verhalten zeigen, durch eine spezifische Vulnerabilität gekennzeichnet. Sie reagieren, wenn sie Stressoren ausgesetzt sind – gemeint sind kritische Lebensereignisse oder das Einsetzen objektiv klassifizierter psychischer Störungen – eher mit Hoffnungslosigkeit, Depressivität und Suizidgedanken als andere Menschen. Eine höhere Impulsivität und Aggression im Sinne einer manifesten Persönlichkeitseigenschaft, die durch eine spezifische Dysfunktion im serotonergen System begünstigt wird (niedriger CSF5-HIAA Gehalt), führen dann eher zur Umsetzung der Pläne. Diese Vulnerabilität wird häufig im Zusammenhang mit Suiziden und Suizidversuchen in der Familie oder mit einer Geschichte von Misshandlung und Vernachlässigung in der Kindheit in Verbindung gebracht (Mann, Waternaux, Haas & Malone, 1999).

3.2.1 Beweggründe, die Menschen veranlassen können, sich das Leben zu nehmen

Wir erleben in der klinischen Praxis viele Menschen in akuten psychosozialen Krisensituationen, die ernsthaft suizidal werden. Es wurde bereits darauf hingewiesen, dass sich das Befinden in Krisen sehr rasch verschlechtern und sich die Situation dann so zuspitzen kann, dass ein Gefühl des Nicht-mehr-weiter-Wissens, Am-Ende-Seins, Es-nicht-länger-Ertragen-Könnens entsteht. Subjektiv kann für den Betroffenen der Suizid einen Lösungsweg aus dieser verzweifelten Einengung darstellen.

Auch akute Traumatisierungen, besonders Gewalthandlungen, können vorübergehend oder dauerhaft unsere grundsätzliche Annahme von Sicherheit und Vertrauen außer Kraft setzen. Bedrohung und Angst stehen dann im Vordergrund des Erlebens. Man verliert dadurch das Gefühl, das Leben unter Kontrolle zu haben. Dies kann so hoffnungslos machen, dass der Suizid als letzter Ausweg erscheint.

Können betroffene Menschen die Krise bewältigen, bleiben derartige suizidale Entwicklungen häufig einmalige Ereignisse im Leben.

Etwa 30 % jener Menschen, die einen Suizidversuch unternommen haben, geraten wiederholt in suizidale Krisen. Man spricht dann von chronischer Suizidalität. Das Suizidrisiko von Menschen, die bereits einen oder mehrere Suizidversuche unternommen haben, ist vierzig Mal höher als in der Gesamtbevölkerung. Ca. 5–10 % sterben innerhalb von zehn Jahren nach dem ersten Versuch durch Suizid. Je mehr Suizidversuche es in der Vorgeschichte gibt, desto höher wird das Risiko. Dies hängt mit der oben erwähnten speziellen Vulnerabilität bestimmter Menschen, den spezifischen Störungsbildern und der damit verbundenen Psychodynamik zusammen. Bei schweren psychischen Erkrankungen spielen gelegentlich auch die Vorstellungen und Befürchtungen bezüglich des weiteren Krankheitsverlaufes und der damit antizipierten eingeschränkten Lebensmöglichkeiten eine Rolle.

Bei Menschen mit Depressionen oder bipolaren Störungen ist die Suizidrate zwanzig Mal höher als beim Durchschnitt der Bevölkerung. In der Regel gilt: je schwerer die Depression, die die Suizidabsicht begleitet, umso größer das Risiko. Eine Ausnahme stellen jene Klienten dar, die sich in einer schweren depressiven Phase mit starker Antriebslosigkeit befinden. Bei diesen Personen ist das Risiko dann besonders groß, wenn die Depression nachlässt und der Antrieb wieder zunimmt, die Stimmung aber immer noch vorwiegend verzweifelt und hoffnungslos ist. Das Suizidrisiko von Menschen, die Alkohol- oder Drogenprobleme haben, ist ebenfalls hoch, wobei wiederum die Kombination von Depression und Substanzmittelmissbrauch eine besondere Bedrohung darstellt. Meist geht dabei die depressive Störung dem Substanzmissbrauch voran. Nicht selten werden Alkohol und Drogen dazu verwendet, die quälenden Gefühle und Symptome psychischer Erkrankungen zu dämpfen. Dies gelingt aber nur eine begrenzte Zeit, in der Folge verstärken sich die Störungen wechselseitig. Enge Zusammenhänge zwischen Psychopathologie und Suizidalität gibt es auch bei Menschen mit Psychosen, Essstörungen, Borderline-Persönlichkeitsstörungen und antisozialen Persönlichkeitsstörungen. Hier wirken sich die oben erwähnten Faktoren wie mangelnde Impulskontrolle und erhöhte Aggressivität besonders gravierend aus.

Bei manchen Formen körperlicher Erkrankungen finden sich ebenfalls erhöhte Suizidraten, z. B. bei Nierenerkrankungen, insbesondere bei Dialysepflichtigkeit und bei schweren chronisch fortschreitenden neurologischen Erkrankungen, in geringerem Ausmaß auch bei Krebserkrankungen. Suizidale Handlungen im Endstadium von Erkrankungen sind eher selten. Oft löst die Diagnosestellung am Beginn der Krankheit eine Krise aus, die auch zu suizidalen Entwicklungen führen kann. Die befürchteten Einschränkungen bedeuten bereits eine Quelle von Angst, vermindertem Selbstwertgefühl und Hilflosigkeit. Die Phantasien über schwerwiegende Folgen bestimmen das innere Erleben und lassen die Verzweiflung so anwachsen, dass es zum Suizid kommen kann.

Es scheint oft nicht möglich, eindeutig zu entscheiden, ob ein Suizid Endpunkt einer krankhaften Entwicklung ist oder als letzter und schmerzlicher Ausdruck persönlicher Freiheit eine Reaktion auf subjektiv aussichtslose und unwürdige Lebensbedingungen darstellt. Der Philosoph Jean Améry, der sehr radikal für das Recht auf Selbsttötung eingetreten ist, hat sich tatsächlich das Leben genommen (Améry, 1976). Kann aber ein Mensch, der – in welcher Form auch immer – leidet und unglücklich ist, in seinem Willen vollkommen frei sein? Auf der anderen Seite finden wir auch bei vielen Suiziden im Rahmen von Krisen oder eindeutig diagnostizierten psychischen Erkrankungen mehr oder weniger stark ausgeprägte bilanzierende Elemente, wenn Vorstellungen und Befürchtungen bzgl. des weiteren Krankheitsverlaufs und der damit eingeschränkten Lebensmöglichkeiten antizipiert werden.

3.2.2 Einschätzung der Suizidgefährdung

Es wurde schon darauf hingewiesen, dass jede direkte oder indirekte Suizidankündigung ernst zu nehmen ist, auch wenn nicht jeder betroffene Mensch akut suizidgefährdet ist. Im Zweifelsfall sollte man immer das Gespräch suchen, wenn Menschen durch die Äußerung oder Andeutung von Suizidabsichten ihrem Leiden Ausdruck geben. Das offene und direkte Ansprechen von Suizidphantasien und

Suizidplänen ermöglicht nicht nur eine klare Einschätzung der Gefährdung, sondern wird von den Betroffenen meist auch als hilfreich erlebt. Oft hat sich der suizidale Klient schon über einen längeren Zeitraum mit diesen Gedanken und den damit verbundenen inneren Konflikten beschäftigt. Das Angebot, zuzuhören und sich unvoreingenommen mit diesem Thema auseinanderzusetzen, hat einen hohen Wert für suizidale Menschen.

Merke: In den allermeisten Fällen erlebt es der Betroffene als entlastend, wenn er auf seine Suizidabsichten angesprochen wird. Wenn man sich Sorgen macht und unsicher ist, was im Gegenüber vorgeht, sollte man nachfragen.

Die Risikoabschätzung erfordert die detaillierte Klärung folgender Fragen:

Risikogruppen und -faktoren

Gehört der Klient einer Risikogruppe (vgl. Kap. 3.2.2) an und/oder gab es frühere Suizidversuche oder Suizide in der Familie? Gibt es gewalttätiges oder impulsives Verhalten in der Vorgeschichte? Neben den weiter oben angeführten psychischen Erkrankungen, die das Suizidrisiko erhöhen, muss man auch einsame und alte Menschen als Risikogruppe betrachten.

Wissenschaftlich eindeutig nachgewiesen ist, dass eine besondere Art und Weise einer Berichterstattung über Suizide weitere Suizide provozieren kann – als sogenannte Nachahmungs- oder Imitationshandlungen (Etzersdorfer & Sonneck, 1998; Etzersdorfer, Sonneck & Voracek, 2001; Niederkrotenthaler & Sonneck, 2007). Dieses Phänomen wurde ursprünglich auch als „Werther-Effekt" bezeichnet, da es nach dem Erscheinen von J.W. Goethes *Die Leiden des jungen Werthers* eine Reihe von Suiziden durch die gleiche Suizidmethode unter jungen Männern gegeben haben soll. Nachahmungssuizide sind aber auch in anderen Zusammenhängen und zu anderen Zeitpunkten beobachtet worden. Daher charakterisiert die allgemeine Bezeichnung „Imitationseffekt" das Phänomen einer medieninduzierten Suizidhandlung besser.

Suizidgedanken und -pläne

Von großer Bedeutung ist, wie konkret die Suizidgedanken sind und ob sie bewusst herbeigeführt werden oder sich gegen den Willen aufdrängen. Je systematischer und realistischer Suizidgedanken sind, je weniger Alternativen erwogen werden, desto gefährlicher ist die Situation. Wichtig ist auch die Frage, wie konkret die Vorbereitung der Suizidhandlung ist und ob das geplante Suizidmittel verfügbar ist (vgl. Kap. 3.1 und Fallbeschreibung Herr L. in Kap. 8.4.3).

Suizidale Entwicklung

Die meisten Suizidversuche und Suizide sind geplante Handlungen, es geht ihnen also eine mehr oder weniger lange Entwicklung voraus. ‚Spontane' Suizide, ganz ohne jedes Vorzeichen, sind selten. Wie weit unmittelbar vor der Suizidhandlung der Verlust der Impulskontrolle eine Rolle spielt, ist nicht letztgültig zu klären (vgl. Mann et al., 1999). Einige Untersuchungen legen aber nahe, dass es häufig kurz vor einer Suizidhandlung zu starkem Alkoholkonsum kommt (Conwell, Duberstein & Caine, 2002), was die Kontrolle über die eigenen Handlungen natürlich erheblich reduziert. Pöldinger (1968) beschreibt drei Phasen einer suizidalen Entwicklung: Die erste Phase ist die Phase der Erwägung. Der Suizid wird als mögliche Problemlösung in Betracht gezogen. Die Suizidgedanken sind vage und unkonkret. Es folgt das Stadium der Abwägung. Der innere Konflikt zwischen selbsterhaltenden und selbstzerstörenden Tendenzen erreicht den Höhepunkt und wird oft agiert. Die massive Spannung äußert sich in direkten Suizidankündigungen oder -drohungen. Die subjektiv als unerträglich erlebte Situation macht den Betroffenen allerdings auch zugänglicher für Unterstützung und professionelle Hilfe. Im Stadium des Entschlusses tritt eine scheinbare Beruhigung ein, die von der Umgebung falsch interpretiert werden kann. Die Spannungen, hervorgerufen durch die starke Ambivalenz, die Angst und Qual, die mit dem Gedanken an ein Weiterleben verbunden sind, fallen weg. Diese Menschen haben das Gefühl, einen rationalen Ausweg für ihre verzweifelte Situation gefunden zu haben. Der Psychoanalytiker Jürgen Kind bezeichnet dies als die „Ruhe nach dem Sturm" (Kind, 1992, S. 184). „Das Schwinden der Suizidalität ohne ersichtlichen Grund, das scheinbar gelöste Verhalten eines zuvor depressiv-suizidalen Klienten muss als Alarmzeichen gelten" (ebd., S. 181). Suizidankündigungen – so es zu diesem Zeitpunkt überhaupt noch dazu kommt – sind meist indirekt. Dagegen werden konkrete vorbereitende Handlungen gesetzt (z. B. Verfassen eines Testaments, Verschenken geliebter Dinge).

Merke: Eine überraschende Besserung der Stimmungslage bei weiter bestehender erheblicher Belastung sollte an einen feststehenden Suizidplan denken lassen.

Einengung

Die Umstände, die Menschen suizidal werden lassen, machen Räume eng – nicht umsonst ist Erwin Ringels Überlegung zur Einengung des suizidalen Menschen zu einem zentralen Begriff für das Verständnis der Situation Betroffener geworden (Ringel, 1953). Einengung hat eine Reihe unterschiedlicher Facetten. Situative Einengung bedeutet, dass die persönlichen Handlungsmöglichkeiten als Folge äußerer Umstände oder auf Grund eigenen Verhaltens zunehmend eingeschränkt werden. Dynamische Einengung heißt, dass sich die Wahrnehmung der Welt und die Assoziationen nur in eine negative Richtung bewegen. Es dominieren dann Gefühle von Angst, Depression, Hoffnungslosigkeit und Verzweiflung; wir sprechen von affektiver Einengung. Das Ausmaß von Hoffnungslosigkeit und Verzweiflung ist ein besonders wichtiger Hinweis darauf, wie gefährlich die Situation aktuell ist. Abrahamson, Metalsky und Alloy (1989) beschreiben Hoffnungslosigkeit als die Erwartung, dass Positives ausbleibt oder Negatives eintritt. Der ausschließlich negative Blick auf die Welt und damit das Fehlen positiver Zukunftsperspektiven, charakteristisch für Menschen mit Depressionen, lassen dem Betroffenen den Suizid als einzigen Ausweg sehen. Die suizidale Person hat das Gefühl, niemand könnte ihr helfen. Wenn sich im Gespräch mit einem verzweifelten Menschen keinerlei Perspektiven eröffnen und Hoffnungslosigkeit und Verzweiflung trotz des Beziehungsangebotes unverändert bleiben, ist das ein Alarmsignal.

Merke: Wenn ein Mensch Suizidgedanken äußert, ist das Ausmaß an Hoffnungslosigkeit ein wichtiger Hinweis darauf, wie gefährdet die Person ist.

Einengung der zwischenmenschlichen Beziehungen entsteht dadurch, dass der Betroffene sich zurückzieht, aber auch, dass die reale Wertschätzung durch die Anderen abnimmt. Für viele Menschen gibt es zentrale Werte im Leben wie Religion oder Beziehungen, die sie von einer Selbsttötung abhalten. Werden diese zentralen Werte in Frage gestellt, kann dies ein letzter, sehr ernster Schritt in Richtung Suizid sein.

Umgekehrt darf aber auch die Frage, was den Klienten im Leben hält (z. B. Beziehungen oder bestimmte Wertvorstellungen), nicht vernachlässigt werden. Wesentlich für die weitere Planung der Intervention ist auch, ob sich im Gespräch Zukunftsperspektiven entwickeln lassen. Wenn der Betroffene sich entlastet fühlt, ändert sich meist die Atmosphäre des Gesprächs, und es lassen sich gemeinsam Ideen bzgl. der Zukunft entwickeln.

Der Kontakt und die Interaktion mit dem suizidalen Menschen

Lässt sich jedoch der Kontakt zum Klienten nicht oder nur schwer herstellen und entsteht das Gefühl von emotionaler Nichterreichbarkeit oder der Eindruck, dass der suizidale Mensch nicht bereit ist, ehrlich über sich und seine Gefühle zu sprechen, bedeutet dies immer ein Alarmsignal. Gegenübertragungsgefühle, also jene Gefühle, die auf Grund der Interaktion mit dem Patienten im Therapeuten aufkommen, können ein überaus wichtiges diagnostisches und therapeutisches Instrument darstellen. Wird der Therapeut von Gefühlen der Angst, Sorge, Ohnmacht und Hoffnungslosigkeit erfasst, sollte er das unbedingt ernst nehmen. Dabei muss aber differenziert werden, ob diese Gefühle eine adäquate emotionale Reaktion auf das

Beziehungsgeschehen anzeigen oder eher ein Ausdruck von Schwierigkeiten sind, die der Therapeut selbst hat, z. B. eigene unbearbeitete Suizidalität.

Merke: Gefühle, die durch einen suizidalen Menschen in uns ausgelöst werden, sollten immer ernst genommen werden.

Das Konzept des Psychoanalytikers Jürgen Kind (1992) gibt wertvolle Hinweise darauf, wie die Art der Beziehungsgestaltung zwischen dem suizidalen Menschen und dem Therapeuten bei der Einschätzung der Suizidgefährdung hilfreich sein kann (ebd., S. 178–185). Er unterscheidet drei mögliche Interaktionsformen:

- Die interaktionsreiche Form stellt vermutlich die häufigste Form der Suizidalität dar. Kind spricht von einem Kampf des Klienten mit und um den Therapeuten. In der Gegenübertragung entstehen ein Gefühl des ‚Manipuliert-Werdens' und Gefühle von Ohnmacht, Hass, Wut, Schuld, Angst und Sorge. Diese Affekte finden meist ihre Entsprechung beim Klienten: Verzweiflung, Enttäuschungswut, Ohnmacht und Rache. Der Grad der Suizidalität ist ernst, aber meist noch handhabbar. Die Suizidalität ist dyston, wird also vom Betroffenen als fremd erlebt, und es überwiegt der Wunsch weiterzuleben, wenn sich nur die Lebensumstände ändern würden.
- Führt die heftige Interaktion nicht zum gewünschten Ziel, kann die Suizidalität in die interaktionsarme Form übergehen. Der Patient resigniert, es dominieren Leere und Sinnlosigkeit. In der Gegenübertragung entsteht das Gefühl, überflüssig zu sein. Kind beschreibt diese Situation als die Gegenübertragungskonstellation des „aufgegebenen Objektes" (ebd., S. 134). In diesem Fall liegt die Aufgabe, den Klienten zu halten, explizit beim Therapeuten. Der Grad der Suizidalität ist bedrohlich. Die dystone geht in eine syntone Suizidalität über.
- Bei der pseudostabilen Form der Suizidalität ist die Interaktion scheinbar ungetrübt. Beim Therapeuten kommt ein Gefühl der Erleichterung auf; bestenfalls stellt sich eine gewisse Skepsis ein. Der Klient ist gelassen, er betrachtet den Entschluss zum Suizid als eine rationale Entscheidung. Die suizidale Handlung ist synton und kaum mehr abzuwenden.

3.2.3 Epidemiologie

In Deutschland haben sich im Jahr 2013 10.076 Menschen das Leben genommen, die Suizidrate betrug 12,5/100.000 (2009: 11,7). Von diesen waren 7449 Männer

(Suizidrate 18,9/100.000) und 2.627 Frauen (Suizidrate 6,4/100.000). Auffallend ist also, dass Männer deutlich häufiger Suizid begehen als Frauen (etwa im Verhältnis 3:1). Außerdem suizidieren sich deutlich mehr alte als junge Menschen. 44,6 % aller Suizide (4487, Suizidrate 20,5/100.000) entfallen auf Menschen im Alter von über 60 Jahren. Bei Jugendlichen und jungen Erwachsenen zwischen 15 und 24 ist Suizid die zweithäufigste Todesursache. Die WHO schätzt, dass es weltweit etwa eine Million Suizide pro Jahr gibt (2004 war Suizid bei etwa 1,3 % der Sterbefälle die Todesursache). Die Länder mit den höchsten Suizidraten sind laut WHO-Statistik Litauen, Russland, Weißrussland, Lettland, Ukraine, Ungarn, Sri Lanka, Slowenien, Kasachstan, Estland, Japan, Südkorea und Finnland. In der Europäischen Union begehen nach einer Meldung der EU-Kommission aus dem Jahr 2005 jährlich 58.000 Menschen Suizid.

Auch wenn die Zahl der Suizide in Deutschland und Österreich seit Mitte der 80er-Jahre zurückgegangen ist (in Deutschland beobachten wir allerdings seit 2008 wieder einen leichten Anstieg), sind es noch immer sehr viele Menschen, die ihrem Leben ein Ende setzen. Es handelt sich jedenfalls um deutlich mehr Todesfälle als im Straßenverkehr. Zusätzlich schätzt man, dass etwa 10 bis 25 Suizidversuche (mit hohen Dunkelziffern) auf einen vollzogenen Suizid kommen. Dabei fällt auf, dass im Gegensatz zu den Suiziden deutlich mehr Frauen und mehr junge Menschen Suizidversuche begehen. Dies ist ein Hinweis darauf, dass sich die Psychodynamik jener Menschen, die einen Suizid vollzogen haben, in einigen Aspekten von jenen Personen, die Suizidversuche begehen, unterscheidet.

3.2.4 Psychodynamik der Suizidalität

Suizidalität wird in den meisten tiefenpsychologischen Theorien nicht nur als ein Zeichen seelischer Dekompensation, sondern darüber hinaus als eine psychische Funktion aufgefasst. Diese wird dann eingesetzt, wenn intrapsychische oder interpersonelle Krisen nicht anders handhabbar scheinen. So gesehen kann Suizidalität eine regulierende, manchmal auch stabilisierende Funktion haben. In der Beziehung zum Klienten ist es daher von entscheidender Bedeutung, nicht nur die aktuelle suizidale Krise zu betrachten, sondern das hinter der Suizidankündigung verborgene Kommunikationsangebot, die Mitteilung, die der Klient dem Therapeuten und seiner Umgebung zu machen versucht.

Die inhaltlichen Motive der Suizidtendenz sind vielfältig. Fast immer spielt der dringende ‚Wunsch nach Hilfe' (‚cry for help') eine Rolle. In einer Situation, in der man nicht mehr weiterweiß, kann der Suizidgedanke auch Ausdruck eines Bedürfnisses nach Ruhe, nach einer Pause oder Zäsur sein. Gerade in eskalierenden Beziehungskonflikten ist die Suizidandrohung oft ein Versuch, den Anderen so unter Druck zu setzen, dass dieser ein unerwünschtes Verhalten unterlässt, z. B. eine Trennung nicht vollzieht. Manche Suizidversuche und vollzogene Suizide können auch als Agieren einer Rachephantasie verstanden werden.

Die zentralen konflikthaften Themen des chronisch suizidalen Menschen sind also der Umgang mit Aggression und Regression sowie mit nahen Beziehungen und die Selbstwertregulation.

Die gemeinsame auf konfliktpsychologischen Überlegungen beruhende Ausgangshypothese der tiefenpsychologischen Theorien formuliert Freud 1917 in *Trauer und Melancholie*: „Kein Neurotiker verspürt Selbstmordabsichten, der solche nicht von einem Mordimpuls gegen andere auf sich zurückwendet" (Freud, 1917/2000, S. 205). Er postuliert also einen Aggressionskonflikt und deutet die Suizidhandlung als Wendung der Aggression gegen die eigene Person. Dieser Konflikt ist in seinem Verständnis eine Reaktion auf den Verlust eines als unverzichtbar erlebten Objektes.

Diese Überlegungen werden durch die von Henseler entwickelte selbstpsychologische Theorie der narzisstischen Krise ergänzt (Henseler & Reimer, 1981, vgl. Kap. 2.4.6). Demnach setzt die von Freud beschriebene Lösung des Aggressionskonfliktes ein labiles Selbstwertgefühl voraus, sei es auf Grund spezifischer Störungen oder auf Grund einer akuten Krise. Die reale oder phantasierte Trennung von einem wichtigen Menschen wird als unwiederbringlicher und daher unerträglicher Verlust erlebt. Solche Kränkungen stellen eine übermächtige Bedrohung dar, die zu Gefühlen von Ohnmacht, katastrophaler Abhängigkeit und intensiver Wut führen. Henseler spricht von einer narzisstischen Krise. Ist das Selbstgefühl durch andere psychische Mechanismen wie z. B. Verleugnung der schmerzlichen Realität nicht mehr zu schützen, kann die Suizidhandlung subjektiv eine Art von Konfliktlösung bedeuten. Die Rettung der psychischen Person gelingt durch den phantasierten oder agierten Rückzug auf einen harmonischen, konfliktfreien und unaggressiv erlebten Primärzustand, der möglicherweise einer vagen Erinnerung an die intrauterine Einheit mit der Mutter entspricht. So können Wohlbehagen, Wärme und Geborgenheit zurückgewonnen werden. Die Wut aber wird abgespalten und gegen die eigene Person gerichtet.

Das auf der Objektbeziehungstheorie basierende Konzept Kinds (1992) ermöglicht ein umfassendes Verständnis der unterschiedlichen Bedeutungen, die Suizidalität im Beziehungsgeschehen haben kann. Er sieht die Beziehungen des Suizidanten und speziell dessen Beziehung zum Therapeuten als eine Reinszenierung pathogener frühkindlicher Objektbeziehungen. Dies kann im Sinne der oben beschriebenen narzisstischen Krise geschehen, es kann aber auch suizidale Entwicklungen geben, die ganz im Dienste der Autonomie stehen. Dem Gefühl, in einer Krise die Kontrolle über das Leben zu verlieren und abhängig zu werden, kann durch die Suizidphantasie begegnet werden. Dies ist eine Entscheidung, die der Betroffen aus subjektiver Sicht vollkommen autonom und unbeeinflusst trifft.

Manipulative Suizidalität entsteht, wenn Menschen sich von einer wichtigen Bezugsperson tatsächlich oder vermeintlich verlassen fühlen. Sie werden dann von unerträglichen Verlustängsten überschwemmt und versuchen daher, den Anderen mittels Suiziddrohung an sich zu binden oder ihn dazu zu bringen, sich so zu verhalten, wie sie glauben, dass sie es für ihr psychisches Überleben benötigen. Es ist sehr wichtig, diese der Sicherung der Beziehung dienenden manipulativen Aktivitäten nicht falsch zu verstehen. Sie entstehen in Folge großer innerer Not.

3.2.5 Krisenintervention bei akuter Suizidalität

Bei der Behandlung von Suizidalität ist grundsätzlich zwischen Krisenintervention und längerfristiger Therapie zu unterscheiden. In zugespitzten psychosozialen Krisen besteht jedenfalls ein hohes Risiko, dass Menschen suizidal werden (vgl. Stein, 2009). Im Kriseninterventionszentrum Wien sind ca. ein Drittel der Klienten suizidal eingeengt. Als Therapeut muss man also bei jeder Krise das mögliche Gefährdungspotential im Auge haben. Für die Erstellung des Behandlungsplans ist wesentlich, einzuschätzen, ob die Suizidalität vorwiegend Ausdruck einer aktuell verzweifelten Situation ist und erstmalig im Leben des Betroffenen auftritt oder ob es sich im Sinne chronischer Suizidalität um ein immer wiederkehrendes Problem handelt, das Teil einer tiefer liegenden psychischen Problematik und Störung ist. Eine frühzeitige differentialdiagnostische Abklärung erleichtert die Entscheidung, ob die Krisenintervention baldmöglichst in eine längerfristige medikamentös-psychiatrische und/oder psychotherapeutische Behandlung übergeführt werden sollte.

Die Beziehungsaufnahme mit dem suizidalen Menschen – Emotionale Entlastung

Auch in suizidalen Krisen gilt, dass die Herstellung einer tragfähigen Beziehung der entscheidende Faktor dafür ist, dass eine konstruktive Kriseninterventionsarbeit möglich wird (vgl. Kap. 4). Die Kontaktaufnahme und das offene Gespräch über die Suizidabsicht stellen in den allermeisten Fällen ein Hoffnungssignal dar und stehen somit im Widerspruch zur Selbsttötungsabsicht (vgl. Stein, 2009). Eine

Suizidabsicht darf jedenfalls weder bagatellisiert, z. B. indem man durch vorschnelle Tröstung Verzweiflung und Nöte abtut, noch heroisiert werden.

> **Merke:** Das Beziehungsangebot stellt ein Hoffnungssignal dar und steht fast immer im Widerspruch zur Selbsttötungsabsicht.

Einschätzung der aktuellen Suizidgefährdung im Gespräch

Das offene und direkte Ansprechen von Suizidphantasien und Suizidplänen ermöglicht nicht nur eine klare Einschätzung der Gefährdung, sondern wird von den Betroffenen meist auch als hilfreich erlebt und ist somit beziehungsfördernd. Die Sorge, dass das Gespräch über Suizid einen solchen erst auslösen könnte, ist unberechtigt. Auch indirekte Hinweise auf eine Suizidabsicht dürfen nicht übergangen

Tabelle 6: *Diagnostik der Suizidalität*

- Gehört der Klient einer Risikogruppe an?
- Gab es frühere Suizidversuche oder Suizide in der Familie?
- Wie konkret sind die Suizidgedanken? (Der wiederholt ruhig und offen geäußerte Todeswunsch ist ein ernstes Zeichen.)
- Sind die Suizidgedanken bewusst herbeigeführt oder drängen sie sich gegen den Willen auf (impulshafte Suizidalität, Kontrollverlust)?
- Wie groß ist das Ausmaß der Einengung?
- Wie konkret ist die Vorbereitung zur Suizidhandlung (z. B. Suizidmittel besorgen, Testament schreiben)?
- Wer weiß von den Suizidabsichten, wie war dessen Reaktion darauf, hat der Klient das so erwartet?
- Wie ist das Befinden?
- Körperlich: Schlaf, Essen, gibt es sonstige körperliche Symptome?
- Seelisch: Affizierbarkeit, Aktivität, Realitätsempfinden, Selbstkontrolle?
- Lässt sich eine Beziehung herstellen, ist der Klient bereit, offen zu reden? Wie sind die Gegenübertragungsgefühle?
- Welche Ressourcen (z. B. Beziehungen, Werte) geben Halt im Leben?
- Ist es möglich, Zukunftsperspektiven mit dem Klienten zu entwickeln? Wird der Klient durch das Gespräch entlastet?

werden, sondern müssen besprochen werden. Die Risikoabschätzung erfordert die detaillierte Klärung aller Aspekte, die in Kap. 3.2.3 ausführlich beschrieben wurden.

Merke: Alle Umstände, die mit der Suizidabsicht im Zusammenhang stehen, sollen offen, direkt und detailliert angesprochen werden.

Situationsbeurteilung, Handeln und Management in der akuten Situation – Festlegen des notwendigen Settings

Für die Situationsbeurteilung ist die Einschätzung zweier Faktoren besonders bedeutsam: Ist die Beziehung sowohl aus Sicht des Therapeuten als auch aus der des Klienten tragfähig und zuverlässig und ist der Betroffene in der Lage, auch über den unmittelbaren Kontakt hinaus zu kooperieren? Ist die Situation ernst, bedarf es akut fürsorglicher und schützender Maßnahmen? Unter Umständen ist es notwendig, ein dichtes Kontakt- und Beziehungsnetz zu organisieren und dem Klienten engmaschig Termine anzubieten. In Ausnahmefällen kann dies sogar heißen, dass täglich zumindest kurze (eventuell telefonische) Kontakte vereinbart werden.

Merke: In manchen Situationen ist ausreichender Schutz nur durch ein engmaschiges Betreuungsangebot herzustellen. Ist dieses nicht organisierbar oder tritt durch das Beziehungsangebot keine deutliche Entlastung ein, muss an eine stationäre Aufnahme gedacht werden.

Diese ist besonders in folgenden Fällen unumgänglich: bei erheblicher Selbstgefährdung des Klienten, bei Fremdgefährdung abhängiger Personen (Gefahr eines erweiterten Suizides), bei einem Missverhältnis zwischen notwendiger Betreuung und der aktuellen Belastbarkeit des Umfeldes und bei fehlender ambulanter Betreuungsmöglichkeit. Nach Möglichkeit ist dabei immer ein Konsens mit dem Betroffenen und seinen Angehörigen zu suchen. Wird auf Grund einer nicht auflösbaren Einengung eine Zwangsmaßnahme gegen den Willen des Betroffenen notwendig, sollte größtmögliche Transparenz bezüglich der Aufgaben und Absichten des behandelnden Therapeuten hergestellt werden. Zwangsmaßnahmen bedeuten für alle Beteiligten eine große Belastung und sollten daher eine absolute Ausnahme bleiben.

Der Kontrakt mit dem suizidalen Klienten – ‚Der Antisuizidpakt‘

Abgesehen von jenen Vereinbarungen, die im Rahmen einer Krisenintervention ohnehin zu treffen sind, stellt sich die Frage, ob es sinnvoll ist, einen Antisuizidpakt abzuschließen: *„Ich würde gerne mit Ihnen vereinbaren, was Sie tun, wenn die Suizidgedanken wieder zunehmen. Können Sie versprechen, dass Sie mich anrufen (sich melden, sich an die Stelle [...] wenden), wenn Sie glauben, die Suizidimpulse nicht mehr beherrschen zu können?“* Der Antisuizidpakt allein wird vermutlich keinen Suizid verhindern. Eingebettet in eine tragfähige Beziehung geht es darum, sich der Folgen einer solchen Vereinbarung für den Klienten, den Therapeuten und die Beziehung klar zu werden. So kann es z. B. sein, dass der Klient die Sorge des Therapeuten, die sich in der Vereinbarung ausdrückt, für sich positiv nutzen kann, es kann aber auch sein, dass er sich durch die Vereinbarung in seiner Freiheit eingeschränkt fühlt.

Eine weitere wichtige behandlungstechnische Frage, die im Zusammenhang mit der Vereinbarung des Kontraktes steht, betrifft die Wahrung der Grenzen des Therapeuten. Dies beinhaltet insbesondere auch die Frage der Erreichbarkeit (vgl. Kernberg, 1993). Im Zweifelsfall scheint es sinnvoller, engere Grenzen zu stecken und zu überprüfen, ob dieses Angebot für den Betroffenen ausreichend ist bzw. ob er sich in der Lage fühlt, im Notfall alternative Hilfsangebote in Anspruch zu nehmen. Ist dies nicht der Fall, muss wiederum eine stationäre Aufnahme in Erwägung gezogen werden. Man sollte sich klar sein, dass Vereinbarungen gerade mit suizidalen Klienten von Seiten des Therapeuten unbedingt einzuhalten sind.

Merke: Man sollte keine Vereinbarungen treffen, die außergewöhnliche Anstrengungen oder heroische Maßnahmen notwendig machen, da diese in aller Regel den Therapeuten in der Folge überfordern.

Verstehen des Krisenanlasses und der Psychodynamik/Problemlösung

Auch wenn man sich als „Anwalt des Weiterlebens“ versteht, kann es nicht ausschließlich Aufgabe der Krisenintervention sein, unter allen Umständen und mit allen Mitteln einen Suizid zu verhindern. Vielmehr soll der Suizidgefährdete, wie andere von Krisen betroffene Menschen auch, primär darin unterstützt werden, seine Lebensumstände derart zu verändern, dass das Leben wieder lebenswert für ihn erscheint (vgl. Sonneck et al., 2012). Um dieses Ziel zu erreichen, ist es notwendig, den Krisenanlass und die aktuelle Psychodynamik zu verstehen. Dabei steht die Frage im Mittelpunkt, in welcher Weise die Krise oder das den Suizidimpuls auslösende Ereignis ein zentrales, sich möglicherweise wiederholendes Kränkungsthema des Klienten berührt. D. h., man geht gemeinsam der Frage nach, welche Bedeutung der Betroffene dem Krisenauslöser im Kontext seiner Lebensgeschichte beimisst (vgl. Kap. 3.2.4).

Erfahrungsgemäß verbirgt sich hinter den Suizidgedanken und -vorstellungen ein Kommunikationsangebot, eine Information, die der Klient seiner Umgebung und dem Therapeuten mitzuteilen versucht. Es empfiehlt sich, gemeinsam diesen Phantasien nachzugehen, um einen Zugang zur symbolischen Bedeutung der Suizidalität zu finden. Drücken diese Gedanken eher das dringende Bedürfnis nach Aufmerksamkeit und Ernstgenommen-Werden aus oder hat man es eher mit manipulativen Tendenzen zu tun? Manchmal drehen sich die Suizidgedanken um Rachephantasien oder Selbstbestrafungstendenzen. Oft geht es aber auch einfach um den Wunsch, eine verzweifelte Situation zu unterbrechen, um sich Ruhe zu verschaffen. Bedrohlicher wird es, wenn die Suizidgedanken nicht mehr beziehungsorientiert sind und die Vorstellung ‚tot zu sein' definitiv im Vordergrund steht.

Ist der psychodynamische Hintergrund auf diese Weise deutlicher geworden, ist es leichter, konkrete Schritte in Richtung einer Problemlösung zu unternehmen. Es ist vielleicht klarer geworden, warum manche Problemlösungsstrategien versagt haben und welche erfolgversprechender sein könnten. Sind die Motive verstehbarer geworden, können Strategien besprochen und ausprobiert werden, die alternativ zum Suizid Entlastung verschaffen könnten. Ein stationärer Aufenthalt mag z. B. dem Wunsch nach Ruhe entgegenkommen, Verantwortung wird delegiert und eine Pause ermöglicht. Es wird daran gearbeitet, unmöglich zu erreichende Ziele aufzugeben und damit verbundene Verluste zu betrauern. Man wird versuchen, den Klienten zu ermutigen, wichtige Beziehungen wiederherzustellen oder Beziehungskonflikte zu klären. Oft werden auch aktiv die Angehörigen oder Freunde, soweit diese noch belastbar sind, in die Betreuung einbezogen. Auf diese Art und Weise sollten sich die Einengung auflösen und neue Lebensperspektiven entwickeln lassen.

Wenn eine Medikation notwendig erscheint, ist bei akuter Suizidgefährdung anzuraten, die notwendige Dosis des Medikaments bis zum nächsten Gespräch mitzugeben und weder ein Rezept noch ganze Packungen zur Verfügung zu stellen.

Wichtiger Teil der – zeitlich begrenzten – Kriseninterventionsarbeit ist auch, den Klienten, sofern notwendig, zu einer Langzeitpsychotherapie und/oder einer längerfristigen psychiatrischen Behandlung zu motivieren und weiterzuvermitteln. Dies gilt insbesondere bei chronisch suizidalen Menschen, also jenen Klienten, bei denen in Krisen Suizidalität immer wieder zum Thema wird.

3.3 Fremdgefährdung

Besonders in sich zuspitzenden Beziehungskrisen kann Gewalt die letzte Eskalationsstufe in einer subjektiv ausweglos erscheinenden Situation sein. Nach wie vor sind es in den allermeisten Fällen Männer, die Gewalt anwenden, Frauen sind ganz überwiegend in der Opferrolle. Meist geht es dabei darum, ein Ziel gegen den Willen des Anderen durchzusetzen, in dem Glauben, dass dieses Ziel anders nicht erreichbar ist. Für die Einschätzung des Gefährdungspotentials und für die weitere Vorgehensweise ist es wichtig, zwischen einer erstmaligen und möglicherweise einmaligen Gewaltanwendung sowie wiederholter chronischer Gewaltausübung zu unterscheiden.

Auch Dynamiken, die immer wieder zu Gewalt führen, können bei erstmaliger Intervention wie die Eskalation einer akuten Krise erscheinen, obwohl es sich dabei um langandauernde verstrickte Täter-/Opferbeziehungen mit charakteristischer Gewaltdynamik und einer bestimmten pathologischen Täterpersönlichkeit handelt.

In diesen Situationen geht es um Deeskalation mittels Notfallintervention. Vordringlich sind dabei der Schutz der Opfer und die rasche Herstellung von Sicherheit durch Trennung von Opfer und Täter. Anschließende Krisenintervention ist nur sehr begrenzt wirksam. Die Täter benötigen längerfristige Betreuungssettings mit spezifischen auf die Gewalttätigkeit fokussierten Ansätzen (z. B. Anti-Gewalt-Trainings).

Merke: Die Indikation zur Krisenintervention besteht nur dann, wenn es sich um eine erstmalige, möglicherweise einmalige, Gewaltanwendung handelt. Langdauernde verstrickte Täter-Opfer-Beziehungen erfordern andere Settings.

Gewalttätigkeit entsteht meist zwischen Personen, die in naher Beziehung zueinander stehen, d. h., sie richtet sich oft gegen Angehörige (Partner und Kinder). Je größer die Abhängigkeit der bedrohten Person, desto gefährlicher ist die Situation einzuschätzen.

Die physische und psychische Bedrohung einer anderen Person kann in einer Krise unterschiedliche Folgen haben. Es kann zu einer sofortigen Verschärfung der Krise für einzelne oder alle Beteiligten kommen, z. B. durch die stationäre Aufnahme einer verletzten Person, die Folgen einer polizeilichen Anzeige oder die Wegweisung des Gewalttäters. Es ist aber auch möglich, dass die Gewalt anwendende Person ihr Ziel erreicht und z. B. die bedrohte Partnerin eine angestrebte Trennung nicht vollzieht. Damit entschärft sich die Krise scheinbar, eine an sich unerträgliche Situation wird beibehalten und der Täter muss sich nicht mehr mit dem Konflikt auseinandersetzen. Eine solche Konstellation kann leicht chronifizieren.

3.3.1 Entstehung von Gewalt

Gewalt entsteht meist im komplexen Zusammenspiel vieler unterschiedlicher Faktoren.

Gerade in eskalierenden Beziehungskrisen ereignet sich eine Gewalthandlung ganz selten plötzlich, sondern meist geht ihr eine stufenweise Eskalation voraus. Eine zunehmende emotionale Spannung und Einengung, wie sie für die Krise typisch ist, führen zu einem Gefühl der Hilf- und Ausweglosigkeit. Grenzen werden allmählich überschritten, Regeln verletzt, über verbale Gewalt entsteht eine feindselige Stimmung, konkrete Drohungen werden ausgesprochen. Oft fühlt sich eine der beteiligten Personen unterlegen, entweder weil sie durch die Krise in ihrem Selbstwert massiv gekränkt und verletzt ist (vgl. das Fallbeispiel Herr K., Kap. 1) oder weil sie ohnehin schon eine geringere Problemlösungs- und Kommunikationskompetenz hat. Die Kränkungen ziehen ohnmächtige Wut und eine herabgesetzte Impulskontrolle nach sich. Begünstigt wird eine derartige Entwicklung durch die Verstrickung der beteiligten Personen, die einerseits ganz unterschiedliche Wünsche und Ziele verfolgen und andererseits in großer räumlicher Nähe aufeinander bezogen bleiben (Rupp, 2004b). Wird diese Spirale nicht unterbrochen, ist die Gewalt gegen andere Personen eine fast nicht abzuwendende Konsequenz. Wichtig ist es auch zu wissen, dass nach dem Gewaltausbruch eine Phase von Erschöpfung folgt, in der auf Grund hoher seelischer Labilität nach wie vor die große Gefahr neuerlicher Gewalttätigkeit besteht.

Merke: Eine Gewalthandlung ereignet sich selten plötzlich und unvermutet, sondern meist geht ihr eine stufenweise verlaufende Eskalation voraus.

3.3.2 Einschätzung der Gewaltgefahr

Auch bei Gewaltgefährdung gibt es allgemeine Risikofaktoren, die nichts über die unmittelbare Bedrohung aussagen, aber bei Vorliegen einer aktuellen Kränkung oder Krise sowie einer konkreten Drohung zusätzliche wichtige Hinweise auf das Ausmaß der Gefährdung geben. Menschen, die bestimmte Persönlichkeitsfaktoren aufweisen, wie leichte Kränkbarkeit, Überempfindlichkeit gegen Kritik, Tendenz zu plötzlichem Stimmungswechsel, Reizbarkeit, Impulsivität, mangelnde Frustrationstoleranz und Neigung zu Verlust des Realitätsbezuges tendieren in Situationen, in denen sie unter Druck geraten, eher dazu, Kurzschlusshandlungen zu setzen. Meist handelt es sich dabei um Menschen mit schwereren psychiatrischen Störungsbildern wie dissozialen oder Borderline-Persönlichkeitsstörungen, schweren narzisstischen Störungen oder paranoiden Psychosen. Oft haben diese Menschen selbst in ihrer Kindheit oder Jugend Gewalterfahrungen gemacht. Sie können Kränkungen nicht in reifer Art und Weise verarbeiten und tendieren dazu, verstrickte Beziehungen herzustellen (vgl. Kap. 2.4.6). Ist gewalttätiges Verhalten aus der Vorgeschichte bekannt, mahnt dies zu besonderer Vorsicht.

Wie bereits erwähnt können aber auch Menschen, die normalerweise nicht gewalttätig sind, in einer Krise in eine subjektiv ausweglose Situation geraten und unter solchen Umständen einzelne oder mehrere dieser Verhaltensweisen und Risikofaktoren zeigen (vgl. Fallbeispiel Herr K. in Kap. 1). Besonders in Beziehungskrisen ist dann bei entsprechender Zuspitzung eine Gewalthandlung nicht auszuschließen. Ein zusätzliches Risiko besteht, wenn in einer derartigen Situation Alkohol oder Drogen zum Spannungsabbau konsumiert werden, da dies bei vielen Menschen die Hemmschwelle herabsetzt. Jede Gewaltdrohung muss ernst genommen werden. Wie bei der Suizidgefährdung gilt, dass sehr viele Gewalthandlungen direkt oder indirekt angekündigt werden. Je konkreter die Drohung ist, je weniger Alternativen erwogen werden, desto gefährlicher ist die Situation einzuschätzen. Kommt noch die unmittelbare Verfügbarkeit einer Waffe hinzu, ist das Risiko besonders hoch. In diesen Situationen hat der Schutz bedrohter Personen oberste Priorität, eine vorübergehende räumliche Trennung auch gegen den Willen der Betroffenen ist meist unerlässlich.

Wir müssen uns vor Augen führen, dass Gewalterleben und Gewalterfahrung für Betroffene in der Regel äußerst schambesetzt sind und daher meist nicht spontan berichtet werden. Somit ist in der Krisenintervention auch bei nur vagem Verdacht eine gezielte Exploration notwendig. Hier sind Gegenübertragungsgefühle von Beunruhigung und Sorge, manchmal auch das Gefühl, sich nicht auszukennen, wichtige Hinweise, denen nachgegangen werden sollte. Das kann auch bedeuten, den eigenen Verdacht direkt auszusprechen.

Merke: Jede Gewaltandrohung muss ernst genommen werden. Auch bei vagem Verdacht sollte man gezielt nachfragen.

3.3.3 Wichtige Grundregeln der Krisenintervention bei drohender Gewalt oder nach erfolgter Gewalttat

Die Intervention bei drohender Gewalt oder nach erfolgter Gewalttat unterscheidet sich in einigen wesentlichen Grundsätzen von anderen Kriseninterventionen. Wir haben es mit drei unterschiedlichen Problemstellungen zu tun:

1. Die Akutintervention in einer unmittelbar bedrohlichen Situation, in der sofortiges Handeln notwendig ist.
2. Krisenintervention mit Menschen, die mit Gewalt drohen oder Gewalthandlungen gesetzt haben.
3. Krisenintervention mit Menschen, die Opfer oder Augenzeugen einer Gewalttat geworden sind. Auf diese Problemstellung wird in den Kapiteln über akute Traumatisierung eingegangen (Kap. 2.4.4 und Kap. 6.3).

Es wurde bereits darauf hingewiesen, dass jede Drohung mit Gewalt ernst genommen werden muss. Bei Interventionen im Zusammenhang mit Gewalt steht nicht die Beziehungsaufnahme im Vordergrund, sondern die rasche Herstellung eines geschützten Umfeldes für die bedrohten Personen. Dies gilt umso mehr, je abhängiger die Bedrohten von der mit Gewalt drohenden Person sind. Somit gilt, dass Distanz zwischen den Konfliktpartnern Priorität hat. Als Therapeut sollte man eigene Beunruhigung und Angst unbedingt ernst nehmen und auch auf die eigene Sicherheit achten. Einsätze im Zusammenhang mit Gewalt sollten nie alleine durchgeführt werden. Stark angespannte Personen dürfen weder bedrängt noch körperlich berührt werden. Wird die Situation als bedrohlich eingeschätzt (z. B. bei Vorhandensein von Waffen), darf man nicht zögern, die Polizei hinzuzuziehen. Diese ist dann für die weitere Intervention verantwortlich. Klarheit in der Vorgangsweise signalisiert, dass mit Gewaltdrohungen keine Forderungen durchzusetzen sind.

Merke: Bei drohender Gewalt hat der Schutz gefährdeter Personen, aber auch der eigenen Person oberste Priorität.

Erst nachdem Sicherheit für alle Betroffenen gewährleistet ist, kann an der Beruhigung der beteiligten Personen und den Ursachen der Eskalation gearbeitet werden. Meist sind dazu gesonderte Einzelgespräche am sinnvollsten. Der Therapeut sollte das Unrecht klar benennen und gleichzeitig dem Täter trotz der Tat mit Respekt begegnen. Interventionen und Aussagen haben klar und unmissverständlich zu sein. Wenn notwendig müssen Spielregeln festgelegt und, falls diese nicht eingehalten werden, Grenzen gesetzt werden. Man bleibt dabei im Kontakt und erklärt die eigenen Handlungen. Wenn sich die Situation beruhigt hat, ist Ziel der nächsten Interventionsschritte, Ordnung in das innere und äußere Chaos der Betroffenen zu bringen. Die Probleme werden ihrer Wichtigkeit nach gereiht. Es trägt zur Entspannung bei, wenn sich der Therapeut nicht zu sehr von dem enormen Druck, der in einer solch eskalierten Situation entsteht, beeinflussen lässt, den Überblick bewahrt und vermittelt, dass Zeit besteht, die Probleme nach ihrer Wichtigkeit zu ordnen und nacheinander anzugehen.

Merke: Grundregeln im Umgang mit Gewaltdrohungen oder nach Gewalthandlungen sind: Drohung ernst nehmen → sich Angst eingestehen → Distanz wahren → Sicherheit durch Übermacht herstellen → Schutz herstellen → beruhigen → Spielregeln festlegen → Ordnen, ein Problem nach dem anderen angehen

3.3.4 Krisenintervention bei Tätern

Die Art der Arbeit mit Tätern wird davon abhängen, ob die Gewalttat im Rahmen einer einmaligen Eskalation stattgefunden hat oder ob es sich um Personen handelt, die zu Gewalthandlungen neigen und ihr Opfer bereits wiederholt misshandelt haben.

Männer, die bisher nicht gewalttätig waren, drohen häufig dann mit Gewalt oder werden gewalttätig, wenn sie befürchten, die Partnerin zu verlieren. Bei dieser Dynamik steht meist die Selbstwertproblematik im Vordergrund. Die drohende Trennung wird im Sinne einer narzisstischen Kränkung verarbeitet. Im günstigsten Fall ist Unrechtsbewusstsein vorhanden. Nicht selten besteht auch eine erhebliche Suizidgefährdung, manchmal entscheidet nur die momentane Dynamik darüber, ob der Betroffene sich oder den anderen verletzt oder tötet. Verzweifelte potentielle Gewalttäter müssen ebenso engmaschig betreut werden wie akut suizidgefährdete Personen. Auch vage Ankündigungen, z. B. „Ihr werdet schon sehen, was passiert“, müssen äußerst ernst genommen werden. In diesem Zusammenhang stellt sich ähnlich wie bei suizidalen Klienten auch immer die Frage nach einer vorübergehenden stationären Aufnahme.

Ist die akute Gefährdung abgeklungen, wird versucht, das Verhalten des Betroffenen zu analysieren und daraus Handlungskonsequenzen abzuleiten. Geklärt wird, ob ein psychiatrisches Störungsbild vorliegt. Aggressive Durchbrüche finden nicht selten unter dem Einfluss von Alkohol statt. Folglich sollte Alkoholkonsum vermieden werden. Besteht eine Alkoholabhängigkeit, hat die Entzugsbehandlung hohe Priorität; medikamentöse Unterstützung ist meist sinnvoll (insbesondere bei Komorbidität mit Depressionen) und orientiert sich am Zustandsbild. Um an entsprechenden Veränderungen arbeiten zu können, ist eine genaue Klärung der Umstände, die zur Tat geführt haben, und des Verhaltens des Täters in dieser Situation notwendig. Es besteht häufig eine auffallende Diskrepanz zwischen der Heftigkeit des Gewaltausbruches auf der einen Seite und einer deutlichen Aggressionshemmung im sonstigen Leben. Es handelt sich nicht selten um Männer, die im Alltag eher Schwierigkeiten haben, sich durchzusetzen oder zur Wehr zu setzen. Ziel ist, dass der Klient Ärger und Wut und die begleitenden Körperreaktionen rechtzeitig wahrnimmt und lernt, die Aggressionen so weit zu kontrollieren, dass er sozial adäquat mit ihnen umgehen kann (vgl. Kap. 1, Fall Herr K.). Daher ist ergänzend zur Einzelbetreuung sinnvoll, dass der Täter an einer Gruppe (Anti-Gewalt-Training) teilnimmt, die z. B. von Männerberatungsstellen zu dieser Thematik angeboten werden.

Oft ist es auch notwendig, den Betroffenen zunächst darin zu unterstützen, mit den unmittelbaren Folgen seiner Gewalthandlung zurechtzukommen. So kann es nach einer Wegweisung sein, dass der Betroffene nicht weiß, wo er die Nacht verbringen kann. Nicht selten handelt es sich um Personen, die wenig soziale Kontakte haben. Die Partnerschaft ist die einzig nahe Beziehung und entsprechend groß ist ihre Bedeutung. Daher ist es hilfreich, wenn es doch gelingt, ein soziales Netz zu aktivieren. Schuldbewusstsein und das ehrliche Anerkennen des Unrechts sind ein wichtiger Schritt, um Wiederholungstaten zu verhindern. Überlegungen zur Wiedergutmachung dem Opfer gegenüber werden vom Therapeuten gefördert. Angemessene emotionale Reaktionen des Erschreckens und der Ablehnung gewalttätigen Verhaltens seitens des Therapeuten sind zulässig, gerade weil viele Täter diese Gefühlsanteile abspalten. Gleichzeitig sollte man aber in der Lage sein, zwischen der Handlung und der Gesamtpersönlichkeit des Klienten zu unterscheiden. Bezieht sich die Ablehnung auf den Täter als Person, ist eine adäquate Hilfestellung kaum möglich. Dann ist es empfehlenswert, den Betroffenen an einen Kollegen oder eine andere Stelle zu überweisen.

Merke: Für eine konstruktive Arbeit mit Tätern ist es unerlässlich, dass es dem Therapeuten gelingt, zwischen Gewalthandlung und der Gesamtpersönlichkeit des Täters zu unterscheiden.

Noch vorhandene Wut gegenüber dem Opfer wird zur Kenntnis genommen, Aggressionen dürfen geäußert werden. Eine neuerliche Verletzung der Würde des Opfers wie auch neuerliche ernst zu nehmende Drohungen erfordern selbstverständlich und unbedingt Grenzsetzungen, z. B. durch den Hinweis auf mögliche Sanktionen von außen. Im Zweifelsfall sind konkrete Maßnahmen zu ergreifen (z. B. eine Kontaktaufnahme mit der Polizei). Wurde eine Straftat begangen, ist eine Selbstanzeige zu fördern, aber auch zu fordern. Auch wenn die aktuelle Problematik gelöst scheint, z. B. die Trennung glaubhaft akzeptiert wurde, ist bei deutlicher narzisstischer Problematik, Suchtproblematik oder anderen Störungsbildern nach der Krisenintervention unbedingt eine weitere Betreuung – Psychotherapie und/oder psychiatrische Behandlung – zu organisieren, um zu verhindern, dass es in einer ähnlichen Situation später neuerlich zu einer Gewalttat kommt. Grundsätzlich muss auch jenen Tätern, die immer wieder zu Gewalt neigen, in der akuten Situation Unterstützung angeboten werden, bis eine längerfristige Betreuung möglich ist. Es gelten dabei dieselben Überlegungen und Ziele wie oben ausgeführt. Allerdings neigen diese Menschen viel eher dazu, ihre Tat zu verleugnen, zu bagatellisieren oder dem Opfer die Schuld zuzuschieben, was die Begleitung erheblich erschwert. Es ist davon auszugehen, dass es sich um Personen mit schweren psychischen Störungen, meist mit einer erheblichen Persönlichkeitsproblematik handelt, die eine längerfristige spezialisierte Psychotherapie und psychiatrische Behandlung benötigen.

3.4 Krise und psychische Störung

Krisen bewegen sich an der Nahtstelle zwischen Normalität und Krankheit (Erikson, 1966), die Grenzziehung zwischen Krise und psychischer Störung ist daher nicht immer einfach. Wir finden in psychosozialen Krisen eine Vielzahl unterschiedlichster psychopathologischer Symptome, die bei geglückter Bewältigung abklingen und oftmals nie wieder im Leben auftreten. Depressive Verstimmungen und Angstsymptome sind besonders häufig. Selbst paranoide Episoden sind in einer Krise möglich und können einmalige Ereignisse im Leben bleiben. Oft kann man erst nach Abklingen der Krise endgültig entscheiden, ob die Symptomatik nur Ausdruck der großen emotionalen Belastung war oder ob es sich um den Beginn einer psychischen Erkrankung handelt. Ich habe es mir zur Regel gemacht, bei vorliegender äußerer Belastung und fehlender Vorgeschichte einer psychischen Erkrankung Symptome zunächst als Ausdruck der aktuellen Belastung zu verstehen. Dabei darf aber der Zeitpunkt, an dem die Krise in einen psychiatrischen Notfall übergeht und eine psychiatrische Behandlung oder gar eine notfallpsychiatrische Intervention notwendig wird, keinesfalls übersehen werden. Ansonsten können der Betroffene oder seine Umgebung nachhaltigen Schaden nehmen.

Möglich ist auch, dass bei missglückender Bewältigung der Krise dysfunktionale Verhaltensweisen, die in der Krise als entlastend erlebt wurden wie z. B. übermäßiger Alkoholkonsum oder Resignation und Rückzug, beibehalten werden und bei entsprechender Vulnerabilität zur Entwicklung einer psychischen Erkrankung beitragen.

Meist haben Menschen mit psychischen Erkrankungen weniger gute Bewältigungsstrategien, um mit bestimmten äußeren Belastungen umzugehen, und folglich ist die Gefahr größer, dass sie in krisenhafte Entwicklungen geraten. Darüber hinaus besteht auch die Gefahr, dass durch die Krise eine Krankheitsepisode ausgelöst wird und/oder sich die Grunderkrankung verschlechtert.

4

Die Beziehung in der Krisenintervention

Die wesentliche Voraussetzung erfolgreicher Krisenintervention ist eine tragfähige und haltende Beziehung zum Menschen in der Krise. Dieses Vertrauensverhältnis ist die Basis für alle weiteren Interventionsschritte. Therapeuten bewegen sich dabei oft auf einem schmalen Grat. Die hohe emotionale Belastung, der Menschen in einer Krise ausgesetzt sind, macht sie offener für das Hilfs- und Beziehungsangebot, folglich kann sich sehr rasch eine intensive Nähe zwischen Therapeut und Klient entwickeln. Da es sich bei Krisenintervention aber um ein kurzfristiges Angebot handelt, ist es wichtig, dass der Betroffene möglichst rasch wieder selbstständig handlungs- und entscheidungsfähig wird. Daher sollen die Selbsthilfebemühungen des Klienten von Beginn an gefördert werden. Die Abhängigkeit vom Therapeuten muss also auf das Allernotwendigste beschränkt bleiben und die Beendigung der Krisenintervention von Beginn an mitbedacht werden.

Unser Menschenbild und die daraus abgeleiteten Vorstellungen über die Beziehung in der Krisenintervention schließen neurobiologische, kognitionspsychologische und systemische Aspekte ein. Für das Verständnis der oft komplexen Interaktion sind aber psychodynamische und tiefenpsychologische Theorien von besonderer Bedeutung.

Menschen in Krisen fühlen sich eingeengt und neigen dazu, aus Angst, Verzweiflung oder Wut spontan zu agieren. Das stressverarbeitende System ist massiv gefordert und oft auch überfordert. Es wird rasch, aber unreflektiert entschieden und das rationale Denken ist lahmgelegt. Der durch die äußere Belastung entstandene Stress ist meist so heftig, dass es zu einer Panikreaktion kommt. In solchen Situationen ist man oftmals blockiert (Sachsse, 2004; Roth, 2007). Damit sind Betroffene am Höhepunkt einer Krise meist geradezu unfähig, vernünftig zu reagieren und konstruktiv zu handeln. Der Zugang zu den eigenen Ressourcen geht verloren. Menschen in einer solch verzweifelten Situation suchen ein Gegenüber, mit dem sie in Beziehung treten können und das in der Lage ist, Emotionen und Vernunft zu integrieren. Gelegentlich muss der Therapeut sehr direkt intervenieren, um Betroffene davor zu bewahren, Handlungen zu setzen, die andere oder sie selbst gefährden und die Krise nochmals zuspitzen würden. Im günstigsten Fall, wenn die Betroffenen durch ihr soziales Bezugssystem gut unterstützt werden, wandelt sich die Panik- in eine Furchtreaktion. Dadurch verliert die Situation an Bedrohlichkeit und die Handlungsfähigkeit wird wiederhergestellt. Wie bereits erwähnt sind Krisen Situationen, in denen man besonders offen für Veränderungen ist, sofern die Intensität des Stresses eine gewisse, individuell sehr variable Grenze nicht überschreitet. Wenn man auf gute Beziehungserfahrungen zurückgreifen kann, ist man natürlich eher bereit, Hilfe anzunehmen und Neues auszuprobieren, d. h., man lernt dann oft überraschend schnell und kann den Chancencharakter der Krise nutzen.

Häufig bestehen verzerrte Vorstellungen über die Krise und deren Folgen. Symptome und Gefühle können nicht eingeordnet werden. Durch Aufklärung im Sinne psychoedukativer Maßnahmen können Ängste und Befürchtungen entschärft werden. Es wird versucht, einen Zusammenhang zwischen Krisenauslöser, Krisenhintergrund und aktueller Symptomatik herzustellen. Kann der Betroffene die Verzweiflung und das innere Chaos als sinnvollen und nachvollziehbaren Ausdruck der Notsituation verstehen, fühlt er sich entlastet. Dies gilt in noch verstärktem Ausmaß für die Intervention nach akuten Traumatisierungen. Die posttraumatische Symptomatik wird als Folge und Ausdruck einer allgemein bekannten und nichtpathologischen Reaktion erklärt (vgl. Kap. 6.3).

Ein Mensch in der Krise kann natürlich nicht losgelöst von seiner Umwelt gesehen werden. In der einen oder anderen Form beeinflusst die Reaktion der wichtigsten Bezugspersonen den Verlauf der Krise ganz wesentlich (vgl. Kap. 2.3.3). Ein tragfähiges soziales Netz wird sich positiv auf die Krisenbewältigung auswirken, die Involvierung oder Verstrickung wichtiger Bezugspersonen in das Krisengeschehen, wie es bei Beziehungskrisen häufig vorkommt, kann dagegen die Krise verschärfen. Folglich sind in der Krisenintervention immer wieder auch paar- oder familientherapeutische Interventionen notwendig, sei es um Unterstützungsmaßnahmen zu koordinieren, einen Konflikt aufzudecken oder die Angehörigen über die Krisenumstände und die Folgen aufzuklären.

Ich möchte an dieser Stelle nun etwas detaillierter auf die Beziehungsgestaltung in der Krisenintervention eingehen. Zwei theoretische Konzepte der Psychoanalyse bestimmen meinen Zugang zur therapeutischen Arbeit dabei ganz wesentlich: Der Psychoanalytiker Wilfried Bion (1992) spricht vom Therapeuten als „Container" und beschreibt damit treffend die haltende und entlastende Funktion, die Therapeuten in der Krisenintervention einnehmen. Darüber hinaus richten wir unsere Aufmerksamkeit besonders auch auf die Wahrnehmung und den Umgang mit den oft sehr komplexen Übertragungs- und Gegenübertragungsphänomenen.

Wenn wir Menschen in Krisen unterstützen wollen, sollten wir bereit und in der Lage sein, ihnen vorurteilsfrei mit Respekt, Akzeptanz, emotionaler Wärme und empathischer Sorge zu begegnen. Verzweifelte Menschen in Krisensituationen benötigen ausreichend Raum und Zeit, damit sie offen und ehrlich über ihre schwierige Situation, etwaige Suizidimpulse und über die auslösenden kränkenden Ereignisse sprechen können. Sie sollen auch die Möglichkeit haben, ihren intensiven und manchmal auch widersprüchlichen Gefühlen wie Kummer, Trauer, Schuld und Schamgefühlen, Ängsten oder Aggressionen Ausdruck zu geben. Dies hilft dabei, in eine emotional hochgespannte Situation etwas Ruhe und Klarheit zu bringen, was in den meisten Fällen vom Klienten positiv und entlastend erlebt wird.

Hat der Klient Schwierigkeiten die Gefühle zu äußern, ist es sinnvoll, die emotionale Stimmung des Gespräches aufzugreifen und konkret anzusprechen. Der Therapeut stellt sich zunächst als Auffangbecken für die unerträglichen Gefühle zur Verfügung, indem er in der Lage ist, das ‚Unerträgliche' zu ertragen. Dies entspricht dem Konzept des Psychoanalytikers Bion, der den Therapeuten – wie bereits oben erwähnt – als „container" charakterisiert (Bion, 1992; Lazar, 1996). Das Wort ‚container' wird von ihm mit „one that contains", also „jemand, der auffängt oder hält", erklärt. Der Psychoanalytiker Winnicott (1974) wiederum spricht von der „holding function", der ‚haltenden Funktion' des Therapeuten. Beides beschreibt die Haltung der guten Mutter dem kleinen Kind gegenüber, das mit seinen Affekten noch nicht alleine zurechtkommen kann. Der Therapeut muss also die Bereitschaft haben, die vom Klienten induzierten oft schwer erträglichen und sprachlich noch nicht fassbaren Affekte und Phantasien aufzunehmen und auszuhalten. In einer solchen Atmosphäre von haltender Zuwendung erlebt der Klient, dass die verzweifelte Situation ernst genommen wird, und trifft gleichzeitig auf ein Gegenüber, das grundsätzlich zuversichtlich bleibt. Das beschreibt Bion mit dem Begriff „contained". Indem der Therapeut die für den Betroffenen unerträglichen Affekte ertragen kann, nimmt er diese nicht nur auf, sondern verarbeitet sie auch weiter. Der nunmehr geteilte Schmerz wird dadurch auch für den Klienten aushaltbarer. Der Psychoanalytiker Langs nennt diesen Prozess treffend „detoxification" (1978b), also ‚Entgiftung'. Dies ist nur möglich, wenn der Therapeut sein wohlwollendes Interesse und das Gespräch über das Unerträgliche, seien es Suizid- oder Gewaltphantasien, Unglück, Verzweiflung und Aussichtslosigkeit aufrechterhalten kann. Dazu muss er in der Lage sein „to think under fire". Bion (1992) bezeichnet damit die Art des Nachdenkens, die erforderlich ist, wenn die emotionale Situation der Klienten sehr zugespitzt ist und den Therapeuten in der Gegenübertragung zu erfassen droht.

Kommen wir zu den Begriffen von Übertragung und Gegenübertragung. Die Art, wie der Klient seinen Therapeuten erlebt, in welche Haltung er sich ihm gegenüber begibt, welche Wünsche er an ihn richtet oder welche Gefühle er für ihn empfindet, wie er also zu ihm in Beziehung tritt – das kann alles aus anderen früheren Beziehungen des Klienten in seine momentane Beziehung zum Therapeuten übertragen sein (Staemmler, 1993). Das Selbsterleben kann in einer Krise von Befürchtungen, Ängsten, einem Zustand von Schutzlosigkeit und der Wiederbelebung früherer konflikthafter und traumatischer Erfahrungen überlagert werden. Dadurch werden Abhängigkeitsbedürfnisse lebendig, die denen der frühen Entwicklungsjahre der Kindheit ähneln (Ermann, 2007). Aber auch andere frühere Erlebnisweisen, Verhaltens- und Beziehungsmuster können wiederbelebt werden. In diesem Zusammenhang spricht man von Regression: Man fühlt und verhält sich sozusagen wie ein Kind.

Betroffene schreiben ihrem Therapeuten meist elterliche Funktionen zu, sie projizieren bzw. übertragen die Elternrolle auf ihn. Übertragen werden können allerdings auch andere Beziehungserfahrungen (zu den Geschwistern, Großeltern, aber auch jene zu den eigenen Kindern). Die Erfahrungen des Betroffenen mit seinen Bezugspersonen beeinflussen also die Beziehung zum Therapeuten. Im günstigsten Fall bedeutet dies, dass der Klient gute Bindungserfahrungen wiederholen und die Beziehung als schutz- und haltgebend erleben kann. Wir sprechen von einer positiven Übertragung. Problematische Übertragungskonstellationen behindern hingegen eine konstruktive Krisenbewältigung. Die Interaktion kann dann zunächst von Misstrauen und Ablehnung überschattet sein. Solche Konstellationen dürfen daher nicht übersehen werden und müssen auch im engen zeitlichen Rahmen einer Krisenintervention angesprochen werden, damit die therapeutische Arbeit nicht in Frage gestellt wird.

Alle Gefühle, die durch die Interaktion mit dem Klienten im Therapeuten ausgelöst werden, bezeichnet man als Gegenübertragung. Wir müssen dabei differenzieren, ob diese Reaktionen und Gefühle eine adäquate emotionale Reaktion auf das interaktionelle Geschehen darstellen oder eher ein Ausdruck von Schwierigkeiten sind, die beim Therapeuten liegen, es also um eigene unbearbeitete Konflikte geht, die sich in der Beziehung mit dem Klienten aktualisieren. Unter dem Einfluss der Übertragungseinstellungen verhält sich der Therapeut oft genauso, wie es der Übertragung entspricht.

Um dies zu verstehen, ist der Begriff der projektiven Identifizierung hilfreich: Andere Personen werden durch manipulierendes Verhalten dazu gebracht, sich so zu fühlen, wie man sich selbst fühlt, und sich so zu verhalten, wie man es erwartet oder befürchtet. Der Klient kann sich damit von unerträglichen Gefühlen oder eigenen Anteilen distanzieren (z. B. entstehen durch Suiziddrohungen im Gegenüber Hilflosigkeit und Ohnmacht, gelegentlich auch Aggressionen). Klienten in zugespitzten Krisen verstricken den Therapeuten also oft in eine unbewusste Kommunikation, die ihn dazu bringt, ähnliche Gefühle wie sie selbst zu erleben. Fragen wie *„Was macht der Klient mit mir oder wie fühle ich mich ihm gegenüber?"* können dabei helfen, Gegenübertragungen zu erkennen und dadurch zu vermeiden, dass sich komplizierte Konstellationen entwickeln, die schwierig zu handhaben sind.

Tabelle 7: *Beziehungsfördernde Grundhaltung*

- Haltende Zuwendung
- Respekt, Akzeptanz, emotionale Wärme und empathische Sorge
- Interesse und Aufmerksamkeit vermitteln
- Ausreichend Zeit und ungestörten Raum zur Verfügung stellen
- Durch aktives Zuhören und gezielte Bemerkungen Verständnis vermitteln
- Entlastung und Erleichterung durch Gefühlsäußerung (Trauer, Aggression, Schuld und Schamgefühle, Ängste) anregen. Äußern sich die Gefühle nicht von selber, ist es sinnvoll, die emotionale Stimmung des Gespräches aufzugreifen und konkret anzusprechen (Containing – Holding Function – Contained)
- Gesamtwahrnehmung: Mimik, Gestik, Ausdruck, Widersprüchlichkeiten
- Beachten und Reflexion von Übertragung und Gegenübertragung

Fallbeispiel Frau M.:

Eine 35-jährige Frau wird auf Intervention ihres Chefs, der sich große Sorgen um sie macht, an das Kriseninterventionszentrum verwiesen. Die Kontaktaufnahme erfolgt in mehreren Telefonaten und gestaltet sich schwierig. Beim ersten Telefonat wirkt die Klientin alkoholisiert, sie ist ablehnend und es ist nicht möglich, einen passenden Termin zu vereinbaren. Gleichzeitig macht sie vage Andeutungen, die den Therapeuten beunruhigen. Sie meint, sie wisse nicht mehr weiter, alles bricht zusammen. Sie verspricht aber, am nächsten Tag noch einmal anzurufen. Beim zweiten Telefonat ist sie nüchtern, aber weiterhin fordernd und unterschwellig aggressiv. Der Therapeut fühlt sich hilflos, ist verärgert und nimmt in sich den Impuls wahr, das Telefonat möglichst rasch zu beenden. Er behält aber die Kontrolle über diese Impulse und bleibt zugewandt. Dadurch gelingt es doch noch, einen Termin zu vereinbaren.

Auch im Erstgespräch ist Frau M. zunächst abweisend; der Therapeut fühlt sich wieder hilflos und ist über ihr Verhalten verärgert. Er greift diese in der Gegenübertragung deutlich spürbare Atmosphäre von Misstrauen und Spannung auf und meint, dass es ihr offensichtlich schwerfalle, offen mit ihm zu reden. Er fragt, ob sie eine Idee habe, womit dies zusammenhängen könnte. Sie vermutet, dass die Überweisung des Chefs eine Disziplinierungsmaßnahme sei und er sie eigentlich loswerden wolle. Sie ist sicher, dass der Therapeut ihm Informationen zukommen lassen werde, außerdem meint sie, es könne ihr ohnehin niemand helfen. Sie vermittelt aber auch, wie verzweifelt sie ist und dass sie sehr wohl das Bedürfnis hat, über ihre Probleme zu sprechen. Indem der Therapeut die Befürchtungen ernst nimmt und nicht bagatellisiert, gleichzeitig auch auf die strengen Verschwiegenheitsregeln hinweist, gelingt es, die Situation zu entspannen. Die Klientin erzählt, dass sie drei Monate zuvor ihre Mutter durch einen Suizid verloren hat. Diese war an einer schweren psychotischen Depression erkrankt. Trotz mehrerer Krankenhausaufenthalte und medikamentöser Therapie kam es zu keiner Besserung. Unmittelbar nach dem letzten Krankenhausaufenthalt stürzte sie sich aus einem Fenster. Kurz darauf trennte sich der Ehemann von der Klientin. Sie schildert eine deutlich depressive Symptomatik und versuchte, die Spannungen durch Alkoholkonsum zu lindern. Das führte dazu, dass sich das Gefühl „nichts mehr im Griff zu haben" verstärkte. Außerdem schämt sie sich für dieses Verhalten. Die ursprünglich liebevolle Beziehung zur Mutter hatte sich im Jahr der Krankheit drastisch verschlechtert. Die Mutter hatte sich in eine wahnhaft paranoide Welt eingesponnen, sich von der Tochter verfolgt gefühlt, und es war zu dramatischen Auseinandersetzungen gekommen.

Kommentar: *In die Übertragungs-Gegenübertragungs-Konstellation sind einige Aspekte dieser Krise eingeflossen. Die durch den Suizid und die Trennung vom Partner entstandene Hilflosigkeit und Ohnmacht ließ sie den Therapeuten ebenso spüren wie die Wut über das Geschehene. Durch das starke Misstrauen, ausgelöst durch die Vermutung, der Therapeut könnte ihren Chef informieren, war in der Interaktion kurzzeitig sogar die paranoide Atmosphäre spürbar, die zwischen ihr und ihrer Mutter zuletzt geherrscht hatte. Für sie selbst war bald klar, dass ihr Chef, den sie sehr schätzte, aus Fürsorge gehandelt hatte und nicht, um sie zu disziplinieren oder gar um sie loszuwerden. Auch die Schuldgefühle des Therapeuten über die unempathische Reaktion beim ersten Telefonat haben wahrscheinlich ihren Ursprung in den Schuldgefühlen, die die Klientin ihrer Mutter gegenüber hatte, da sie der Meinung war, sie zu wenig unterstützt zu haben. Indem der Therapeut all diese unangenehmen Gefühle aushalten konnte, wurden sie auch für die Klientin erträglicher und damit besprechbar. So konnte sich doch noch eine vertrauensvolle therapeutische Beziehung entwickeln. Sie konnte dabei auf ihre grundsätzlich positiven Bindungserfahrungen zu ihren Eltern, von denen sie bis zum Tod des Vaters und der Erkrankung der Mutter auch in schwierigen Lebenssituationen immer unterstützt worden war, zurückgreifen.*

Wesentlich ist, dass der Klient sich mit dem Therapeuten so verbunden fühlt, dass er seine schwer erträglichen inneren Zustände mit diesem teilen kann.

Merke: Eine tragfähige und vertrauensvolle Beziehung ist die unerlässliche Voraussetzung erfolgreicher Kriseninterventionsarbeit. Schwierige Übertragungs- und Gegenübertragungs-Konstellationen, die die Beziehungsaufnahme behindern, müssen erkannt, reflektiert und so weit bearbeitet werden, dass sie die therapeutische Arbeit nicht nachhaltig in Frage stellen.

All dies macht deutlich, dass eine ausreichende Selbsterfahrung eine wichtige Voraussetzung für den mit Klienten in Krisen arbeitenden Therapeuten ist. Die intensive Beziehungsarbeit und die ständige Konfrontation mit Grenz- und Schwellensituationen kann eine hohe Belastung darstellen. Man muss darauf vorbereitet sein, die eigene Hilflosigkeit und Ohnmacht in einer scheinbar nicht veränderbaren und oft verzweifelten Situation ertragen zu müssen. Ebenso wichtig ist es, auf Neutralität und Abstinenz zu achten und rechtzeitig eigene Grenzen zu erkennen und zu halten, um Nähe und Distanz adäquat regulieren zu können. In schwierigen Situationen soll man nicht zögern, rechtzeitig Unterstützung von außen zu organisieren, z. B. in Form von Intervision oder Supervision.

5

Praxis der Krisenintervention

Wir verstehen Krisenintervention als eine eigenständige Methode der Beratung, Behandlung bzw. Therapie, die zur Anwendung kommt, wenn Menschen von einer akuten psychosozialen Krise oder einer akuten Traumatisierung betroffen sind (Till, 2004).

Primäres Ziel ist eine möglichst rasche Entlastung von dem erheblichen inneren und äußeren Druck, dem Menschen in Krisen ausgesetzt sind. Daher laufen vom ersten Kontakt an Beziehungsaufnahme, diagnostische Aufgaben und therapeutische Interventionen parallel. Folglich werde ich zunächst auch nicht zwischen Erstkontakt und Folgegesprächen unterscheiden, da es von zahlreichen Faktoren abhängt, was bereits in einem Erstgespräch auch im Hinblick auf die Krisenbewältigung erreicht werden kann. Es gibt Kriseninterventionen, die sich auf ein Gespräch beschränken, weil der Klient ausreichend Unterstützung erhalten hat, um eine konstruktive Lösung für sein Problem zu finden, und andere, bei denen im Erstgespräch alleine die Beziehungsaufnahme im Mittelpunkt steht.

Krisenintervention ist im Idealfall ein Modell für interdisziplinäre Zusammenarbeit. Da eine Krise ein komplexes psychosoziales und psychosomatisches Geschehen ist, sind oft sowohl psychotherapeutische und psychologische als auch sozialarbeiterische und medizinisch-psychiatrische Interventionen notwendig. Im günstigsten Fall erfolgen diese in einem multidisziplinären Team. Gleichzeitig ist der pragmatische Ansatz von Krisenintervention – zulässig ist, was dem Klienten hilfreich ist – auch ein Beispiel für ein schulen-übergreifendes integratives psychotherapeutisches Konzept. Dies werde ich in Kapitel 7 detaillierter ausführen.

Bei all diesen Überlegungen darf allerdings nicht vergessen werden, dass viele Betroffene ihre Krise ganz ohne professionelle Hilfe, oft mit Unterstützung des nächsten Umfeldes, bewältigen können. Langjährige Erfahrung in der Begleitung von Menschen in Krisen zeigt, dass Menschen sich auch an schwierigste Lebenssituationen anpassen können und über eine Vielfalt an Problemlösungsstrategien und Ressourcen verfügen, mit denen sie Krisen überstehen können. Nicht umsonst betrachten wir Krisenintervention daher primär als Hilfe zur Selbsthilfe.

5.1 Ziele von Krisenintervention

Üblicherweise wird sich Krisenintervention nicht nur auf die Stützung des Betroffenen und/oder das Fördern von Einsichten beschränken. Erfolgreiche Krisenbewältigung muss in der Regel auch spürbare Auswirkungen auf die Lebenssituation der Betroffenen haben. Das bedeutet, dass die in der gemeinsamen Arbeit gewonnenen Einsichten und Erkenntnisse auch konkret umgesetzt werden, nachdem die grundlegende Stabilität der Klienten wiederhergestellt ist (Stein, 2009).

Aus den bisherigen Ausführungen ist schon deutlich geworden, dass wir kurzfristige von mittelfristigen Zielen unterscheiden müssen. Im akuten Geschehen ist es vordringlich, Gefährdungen zu identifizieren und dann zu klären, ob auf Grund einer akuten Suizidalität, der Gefahr einer Gewaltanwendung oder der Verschlechterung eines psychiatrischen Krankheitsbildes ein medizinischer oder psychiatrischer Notfall vorliegt, der sofortiges Handeln erfordert (vgl. Kap. 2.4.5 und Kap. 3). Auch die oft quälenden Symptome wie Schlafstörungen, Angstzustände, depressive Verstimmungen, psychosomatische Beschwerden oder übermäßiger Alkoholkonsum sollten rasch gelindert werden, da sie die betroffenen Menschen erheblich schwächen und ihre Reflexions- und Handlungsmöglichkeiten einschränken.

Gleichzeitig soll der Betroffene bald wieder in der Lage sein, seinen Alltag so bewältigen zu können wie vor der Krise. Dazu muss die Handlungs- und Entscheidungsfähigkeit wieder aufgebaut werden. Wenn der Betroffene mit Unterstützung des Therapeuten die Erfahrung machen kann, dass er selbst fähig ist, die Probleme zu bewältigen und zu lösen, wird auch das beeinträchtigte Identitäts- und Selbstwertgefühl wiederhergestellt.

Im besten Fall sollte es möglich sein, dass der Betroffene den Chancencharakter der Krise nutzen kann und gereift aus ihr hervorgeht. Neue Einsichten und Erfahrungen könnten gewonnen und konstruktive Bewältigungsformen gefunden werden. Alleine die Tatsache, eine derart schwierige Situation im Leben gemeistert zu haben, bedeutet eine erhebliche Stärkung für das weitere Leben.

5.2 Grundprinzipien und Rahmenbedingungen der Krisenintervention

Menschen in Krisen, besonders jene, die akut gefährdet sind, brauchen rasche Hilfe, um Kurzschlusshandlungen und zusätzliche Schädigungen zu verhindern. Sinnvoll ist ein Angebot, das eine (eventuell auch telefonische) Kontaktaufnahme noch am selben Tag und ein persönliches Erstgespräch innerhalb von 48 Stunden ermöglicht. In Kooperation mit notfallpsychiatrischen Diensten, die bei akuter Gefährdung unmittelbar erreichbar sind oder sofort nach traumatischen Ereignissen vor Ort intervenieren, stellt dies ein ausreichendes Versorgungsangebot dar. Wechselweise Zuweisungen ermöglichen, den jeweiligen individuellen Bedürfnissen Betroffener gerecht zu werden.

Das Grundprinzip der Flexibilität umfasst mehrere Ebenen. Manchmal benötigen Menschen die Unterstützung unmittelbar am Ort des Geschehens, z. B. am Unfallort, Wohnort oder Arbeitsplatz. Da viele Kriseneinrichtungen auf Grund eingeschränkter Ressourcen keine Möglichkeit haben, extern zu intervenieren, ist eine enge Kooperation mit anderen Diensten notwendig. Ein gutes Beispiel für eine Hilfestellung vor Ort ist das „Emergency phone and crisis counseling" auf der Golden Gate Bridge in San Francisco, wo sehr viele Personen versuchen, sich das Leben zu nehmen. Vor Betreten der Brücke werden Betroffene mit dem Satz „There is hope. Make the Call" aufgefordert, sich sofortige telefonische Unterstützung zu holen.

Flexibilität bedeutet aber auch, dass der Krisentherapeut sich so weit in den Klienten einfühlen kann, dass er die ganz individuellen Vorstellungen, die der Betroffene über die Ursachen und den Stellenwert seiner Krise hat (die subjektive Bedeutung, Kap. 2.3.2), verstehen kann. Dabei darf sich der Therapeut nicht von den eigenen Wert- und Normvorstellungen leiten lassen. Nur eine unvoreingenommene Haltung ermöglicht es, nachzuvollziehen, warum eine Krise gerade zu diesem Zeitpunkt entstanden ist, warum sie in einer ganz spezifischen Weise verläuft und wie der Betroffene versucht, sie mit seinen individuellen Strategien zu bewältigen. Der Therapeut muss in der Lage sein, das Hilfsangebot entsprechend der Bedürfnisse des Betroffenen zu modifizieren und anzupassen. Das macht eine möglichst flexible Handhabung des Settings notwendig. Darauf wird später noch detaillierter eingegangen (Kap. 5.3.4).

Voraussetzung für eine erfolgreiche Krisenintervention ist die richtige diagnostische Einschätzung der Situation und in der Folge die richtige Indikationsstellung. Der Krisentherapeut muss also ausreichende Kenntnisse über Krisenanlässe und ihre Erscheinungsformen, aber auch über Psychopathologie im Allgemeinen haben. Er muss rechtzeitig erkennen, wann eine Krise zum Notfall wird, und sich dann entsprechende Unterstützung suchen. Eine unreflektierte Anwendung der Methode für alle ‚akuten psychischen Notzustände' kann für die Beteiligten enttäuschende Ergebnisse zeigen. Hier werden rasch Grenzen erreicht.

Eine wichtige Bedingung für ein offenes Gesprächsklima ist die Einhaltung von Verschwiegenheit. Viele Menschen in Krisen sind überraschend schnell bereit, über sich und ihre Probleme zu sprechen. Sie müssen sicher sein können, dass keine Informationen an Dritte weitergegeben werden. In Situationen, in denen dies nicht möglich ist (z. B. bei akuter suizidaler Einengung, bei drohender Gewalt oder bei Jugendlichen), muss größtmögliche Transparenz darüber hergestellt werden, welche Informationen in welcher Form weitergereicht werden.

Krisenintervention ist lösungs- und ressourcenorientiert. Im Mittelpunkt steht die Bewältigung der Krise. Oft ist es notwendig, möglichst rasch Lösungen für bestimmte Probleme zu finden. Das kann sehr basale Fragen betreffen, wie die Suche nach einer Unterkunft für die nächste Nacht oder präventive Maßnahmen, um den Arbeitsplatz nicht zu gefährden. Der Krisentherapeut fördert individuelle Möglichkeiten und Fähigkeiten des Klienten und akzeptiert zunächst dessen Eigenarten, um so eine aktive Auseinandersetzung mit den Problemen zu ermöglichen. Er verschafft sich einen Überblick über die Ressourcen und Copingstrategien, die dem Betroffenen üblicherweise zur Verfügung stehen. Gelegentlich muss der Klient zuerst darin unterstützt werden, wieder einen Zugang zu den eigenen Bewältigungsmöglichkeiten zu finden. Das kann heißen, dass der Therapeut dann aktiv ist – im Sinne konkreter Beratung, Information und Vermittlung von Hilfen. Manchmal ist sogar eine direktive Haltung gefordert, wenn zusätzlicher Schaden vom Betroffenen oder seinem Umfeld abgewendet werden muss. Dies ist für viele Psychotherapeuten eine eher ungewohnte Vorgangsweise. Gleichzeitig gilt es, die Eigeninitiative und Selbsthilfemöglichkeiten des Betroffenen zu unterstützen, also möglichst rasch wieder Verantwortung an die Person zurückzugeben, ganz gemäß einer Empfehlung Buddhas: „Wenn du jemandem ein wenig hilfst, stärkst du ihn. Aber hilfst du ihm zu viel, schwächst du ihn." Es ist nur so viel Aktivität von Seiten des Therapeuten anzubieten wie unbedingt erforderlich und die Abhängigkeit des Klienten soll auf das Notwendigste beschränkt bleiben. Der Betroffene darf aber auch nicht überfordert werden. Dies stellt oft eine Gratwanderung dar. Scheitert der Klient an einer gemeinsam erarbeiteten Lösungsmöglichkeit, kann ihn dies rasch wieder verunsichern und destabilisieren sowie die therapeutische Beziehung belasten.

Krisen sind zeitlich begrenzt. Die meisten Autoren (Lindemann, 1944; Jacobson, 1974; Ulich, 1987; Sonneck et al., 2012) empfehlen ein Angebot von fünf bis zu maximal zwölf Gesprächen in einem Zeitraum von zwei bis drei Monaten. Die Kontaktzahl erhöht sich entsprechend, wenn der Zustand des Betroffenen sehr schlecht ist und zu Beginn eine engmaschige Begleitung erfordert. Der von der Krise Betroffene wird früher oder später immer versuchen, ein neues Gleichgewicht herzustellen, sei es, dass die Bewältigung der Krise gut gelungen ist, sei es aber auch, dass der Betroffene Ziele aufgibt oder weniger günstige Problemlösungsstrategien gefunden hat, die ihn momentan ausreichend entlasten.

Schon auf Grund der zeitlichen Beschränkung muss der Fokus der Gespräche immer auf der aktuellen Situation und der aktuellen Problemlage liegen. Eine detaillierte Anamneseerhebung ist selten möglich. Andererseits hilft bei vielen Krisen das Wissen um psychodynamische und biographische Zusammenhänge, um Gefühle und Verhalten in der aktuellen Situation besser verstehen zu können. Es bleibt somit dem Fingerspitzengefühl des Therapeuten überlassen, zu erfassen, welche Informationen er benötigt. Man kann in diesem Zusammenhang von einer „selektiven Aufmerksamkeit“ des Therapeuten sprechen, im Gegensatz zur „gleichschwebenden Aufmerksamkeit“ psychoanalytischer Technik (Sauvant, 2000). Häufig wird das soziale Umfeld zur Unterstützung des Klienten mit einbezogen. Gute soziale Unterstützung ist ein Eckpfeiler erfolgreicher Krisenbewältigung (vgl. Kap. 5.3.6).

Wie bereits erwähnt ist die Zusammenarbeit mehrerer Berufsgruppen (Psychotherapeuten, Ärzte, Psychologen, Sozialarbeiter und Juristen) unerlässlich, um der Komplexität von Krisen gerecht zu werden. Idealerweise findet diese in einem interdisziplinären Team statt.

5.3 Ablauf der Krisenintervention

Im Folgenden wird eine strukturierte, systematisierte Handlungsanleitung für den Ablauf einer Krisenintervention gegeben. Ich beziehe mich dabei unter anderem auf die Arbeiten von Kast (1987), Schnyder (2000), Dross (2001), Berger und Riecher-Rössler (2004), Sonneck et al. (2012) und mein eigenes Konzept (2009). Dieses Modell hat sich in der klinischen Praxis als sehr praktikabel bewährt. Im Sinne der größtmöglichen Flexibilität sollen die folgenden Ausführungen als Orientierungshilfe verstanden werden und nicht den individuellen Spielraum von Therapeuten und Klienten einschränken. Einige Autoren (Dross, 2001; Müller & Scheuermann, 2010) weisen auf die Gefahren einer „starren Interventionslogik“ hin und meinen, dass es vielmehr gelte, sich eigener Unsicherheit zu stellen (Müller & Scheuermann, 2010). Aus meiner Sicht ist es aber gerade angesichts der großen Verunsicherung und Verzweiflung vieler Krisenklienten wichtig, sich an einem klaren Konzept zu orientieren, um dem Betroffenen jenen Halt und Sicherheit bieten zu können, die er in einer solchen Notlage benötigt. Dies gilt besonders für den noch wenig erfahrenen Krisentherapeuten. Gleichzeitig ist es natürlich immer wieder wichtig zu überprüfen, was der Klient in seiner speziellen Situation benötigt, um einen konstruktiven Weg aus der Krise zu finden. Verena Kast (1987) beschreibt die Krise als einen entscheidenden Moment im kreativen Prozess und empfiehlt, sich bei der Kriseninterventionsarbeit am Modell des schöpferischen Prozesses zu orientieren. Es geht nicht um ein „Entweder – Oder“. Im Idealfall ergänzen sich strukturiertes und flexibles bzw. kreatives Handeln. Auf dem sicheren Boden theoretischer und praktischer Erfahrung ist es oft leichter, sich kreativ dem individuellen Prozess zu überlassen.

5.3.1 Beziehungsherstellung

Im vorangegangenen Kapitel (Kap. 4) wurde die Bedeutung der Beziehung für erfolgreiche Kriseninterventionsarbeit ausführlich dargestellt. Zur Sprache gekommen sind dabei theoretische Aspekte der Beziehungsgestaltung und der Haltung des Therapeuten. An dieser Stelle sollen nun einige praktische Hinweise gegeben werden, wie die Herstellung einer tragfähigen Beziehung zufriedenstellend gelingen kann.

Merke: Der Mensch in der Krise sucht ein Gegenüber, das ihn versteht und seine Verzweiflung akzeptieren und ertragen kann.

Wichtig ist es, einen geschützten, möglichst ungestörten Raum und ausreichend Zeit zur Verfügung zu stellen, damit der Klient sich in seiner spezifischen Situation mit all dem, was ihn bewegt und bedrängt, darstellen kann. Störungen, z. B. durch Telefonanrufe, sollten vermieden werden. Die Rahmenbedingungen des Gesprächs sollten von Beginn an klar sein. Ist z. B. die Gesprächsdauer begrenzt oder mit potentiellen, unvermeidbaren Unterbrechungen zu rechnen, sollte der Klient darüber informiert sein. Soweit es das Setting erlaubt, wird dem Klienten jener Raum gegeben, den er benötigt, um seine Gedanken und Gefühle zum Ausdruck zu bringen. Der Therapeut ist ein „aktiver Zuhörer". Zurückhaltendes, aber gezieltes Nachfragen vermittelt Interesse und Aufmerksamkeit. Lange Pausen sollten anfänglich vermieden werden, da Schweigen für manche Klienten ängstigend ist. Die Fragen werden offen formuliert, um dem Betroffenen möglichst viel Spielraum für seine Darstellung zu lassen, etwa: *„Was führt Sie hierher?"*, *„Erzählen Sie mir über Ihre Situation."* Meist besteht seitens des Betroffenen ein großes Bedürfnis, über seine Probleme zu sprechen. Das Versagen gewohnter Problemlösungsstrategien und Abwehrmechanismen destabilisiert Menschen, erhöht aber auch deren Bereitschaft, Neues auszuprobieren und Hilfe anzunehmen. Damit einher geht oft eine erstaunliche Offenheit. Gelegentlich fällt es Menschen aber auch schwer, über sich zu reden. Dies hängt nicht selten mit Schamgefühlen zusammen. Man schämt sich dafür, überhaupt von einem derartigen Ereignis betroffen zu sein (z. B. dem Suizid eines Angehörigen, einem Gewalterlebnis etc.), aber auch dafür, nicht alleine mit den Problemen fertigzuwerden. Nimmt der Therapeut solche Schwierigkeiten wahr, sollte er sie behutsam ansprechen: *„Ich kann nachvollziehen, dass es Ihnen schwerfällt, über diese für Sie so belastenden Dinge zu sprechen."*

Zunächst geht es darum, in eine emotional hoch angespannte Situation etwas Ruhe und Klarheit zu bringen. Wie bereits früher erwähnt, wird der Klient darin unterstützt, seinen – oft auch widersprüchlichen – Gefühlen Ausdruck zu verleihen. Die Möglichkeit, über Enttäuschung, Kränkung, Trauer, Wut, Scham- und Schuldgefühle zu sprechen, wird in den meisten Fällen sehr positiv und entlastend erlebt und stärkt die therapeutische Beziehung. Menschen in Krisen haben aber oft Schwierigkeiten, Zugang zu ihren Gefühlen zu finden. Äußert der Klient die Gefühle nicht spontan, ist es hilfreich, wenn der Therapeut die Stimmung des Gesprächs aufgreift und anspricht. Eine derartige Formulierung könnte etwa lauten: *„Ich merke, dass es Ihnen schwerfällt, über Ihre Traurigkeit zu sprechen."* So kann sich der Klient angenommen und verstanden fühlen. Manchmal ist es auch hilfreich zu vermitteln, dass der Betroffene nicht allein mit solchen Schwierigkeiten ist: *„Auch andere Menschen in Krisen haben Schwierigkeiten, über ihre Probleme zu reden."* Untersuchungen von James und Gilliland (2001) bestätigen jedenfalls, dass die Verdrängung, Verleugnung oder Abspaltung emotionaler Reaktionen im Rahmen einer Krise deren Verlauf negativ beeinflussen und potentielle Gefährdungen verstärken.

Gleichzeitig ist aber mit den Grenzen des Klienten sorgsam umzugehen. Widerstand und Abwehr haben eine wichtige Funktion für den Betroffenen. Man kann den Widerstand, wie oben beschrieben, vorsichtig thematisieren, sollte den Gefühlsausdruck aber nicht um jeden Preis forcieren. Eine zu insistierende Forderung wird vom Menschen in der Krise eher als zusätzliche Belastung erlebt.

5.3.2 Klärung der Situation und Exploration

Ist der Beziehungsaufbau gelungen, geht es darum, sich durch Nachfragen einen Überblick über die Situation zu verschaffen und auf jene Aspekte der Krise einzugehen, die bisher noch nicht zur Sprache gekommen sind. Im Mittelpunkt der Klärung steht das die Krise auslösende Ereignis. Bei akuten Traumatisierungen und Verlustkrisen ist der Auslöser meist klar. Bei Lebensveränderungskrisen kann es notwendig sein, mit dem Klienten gemeinsam den Zeitraum der letzten Wochen auf spezifische Stressoren hin zu untersuchen. Grundsätzlich sollten Klienten möglichst viel über den Auslöser – das traumatische Ereignis, eine verlorene Beziehung oder die veränderten Lebensumstände – erzählen.

Im Weiteren muss die psychische und körperliche Verfassung des Klienten erfasst werden, um einschätzen zu können, wie viel an Verantwortung der Klient für sich selbst übernehmen kann und ob spezifische Gefahren bestehen. Es ist zu klären, ob eine depressive oder Angstsymptomatik vorliegt, wie groß die affektive Einengung ist, ob Selbst- oder Fremdgefährdung besteht oder die Gefahr der Dekompensation einer psychischen Störung oder Krankheit droht. Suizid- und Gewaltgedanken sollten konkret angesprochen werden, und es soll dem Klienten die Gelegenheit gegeben werden, diese oftmals tabuisierten Vorstellungen und Impulse zu äußern und auszuphantasieren. Wird mit der notwendigen Behutsamkeit vorgegangen, werden diesbezügliche Fragen fast immer als entlastend erlebt, der Handlungsdruck lässt nach und die Bedrohung nimmt ab. Ist der Zustand des Klienten schlecht, ist eine Hilfestellung bei der Strukturierung der unmittelbaren Alltagssituation sinnvoll: Wie gestaltet die Person den Tag, welche Aktivitäten sind geplant, kann der Betroffene noch für sich selbst sorgen? Zusätzliche Schwierigkeiten müssen vermieden werden. Ist der Klient in einem sehr schlechten Zustand, kann eine stationäre Krisenintervention zielführender sein.

Danach verschafft man sich ein möglichst umfassendes Bild von der aktuellen Lebenssituation. Es stellt sich die Frage, in welchem Ausmaß Familie, Beruf, soziale Beziehungen und Freizeit von der Krise betroffen sind. Oft entstehen im Laufe der Krise auch in zunächst unbelasteten Lebensbereichen Schwierigkeiten. So kann es in der Folge von Trennungen zu einer Beeinträchtigung der Arbeitsfähigkeit und damit zu zusätzlichen Problemen am Arbeitsplatz kommen. Bedeutsam im Hinblick auf die Bewältigung ist aber auch, welche Lebensbereiche noch funktionieren. Dabei stellt sich auch die Frage, wie tragfähig die sozialen Beziehungen sind. Kann der Betroffene Unterstützung erwarten oder sind es konflikthafte Beziehungen selbst, die die Krise ausgelöst haben oder verschärfen? Ist das soziale Umfeld noch belastbar oder zeigen sich bereits Zeichen von Überlastung und benötigen die Angehörigen daher selbst Unterstützung?

Gerade wenn dem Therapeuten die aktuelle Situation überdeterminiert erscheint, ist eine kurze Anamneseerhebung hilfreich, um eine erhöhte Verletzlichkeit feststellen und somit die Psychodynamik nachvollziehen zu können. Dabei stellt sich die Frage, ob ähnliche Ereignisse bereits früher Krisen ausgelöst haben oder ob es Hinweise darauf gibt, dass der Klient in seiner Kindheit oder Jugend schwerwiegende Verluste erlebt hat oder traumatisiert wurde. Wie schon erwähnt können frühe Verluste ebenso wie frühe traumatische Erlebnisse die aktuelle Bewältigung erheblich beeinträchtigen. Bei Lebensveränderungskrisen wiederum kann der aktuelle Auslöser nur der berühmte Tropfen sein, der das Fass zum Überlaufen bringt.

In diesem Zusammenhang sollte auch verstehbar werden, welche subjektive Bedeutung das Problem für den Klienten hat. Reale Hintergründe und die emotionale Verarbeitung können deutlich voneinander abweichen. Wenn die persönliche Betroffenheit aufgrund früherer negativer Erfahrungen besonders groß ist oder wenn der Klient von seinen Gefühlen und Befürchtungen überschwemmt wird und keine Distanz zum Krisengeschehen herstellen kann, ist ihm eine realistische Ein-

Tabelle 8: *Klärung der Situation und Exploration (durch offenes Nachfragen)*

- Das die Krise auslösende Ereignis steht im Mittelpunkt
- Einschätzung der psychischen und körperlichen Verfassung (z. B. Vorliegen einer depressiven Symptomatik oder einer anderen psychischen Störung oder Krankheit, Grad der affektiven Einengung)
- Einschätzung der suizidalen Gefährdung
- Einschätzung anderer destruktiver Muster (Fremdgefährdung, Alkohol- und Drogenmissbrauch, Aufsuchen gefährlicher Situationen)
- Einschätzung der Auswirkungen der Krise auf Lebenssituation und Umwelt (Familie, Beruf, soziale Beziehungen, Freizeit)
- Einschätzung der Tragfähigkeit der sozialen Beziehungen
  Evtl. kurze Anamneseerhebung (frühere Krisen, erhöhte Verletzlichkeit durch Traumata in der Kindheit oder Jugend oder frühe Objektverluste)
- Einschätzung der realen und gefühlsmäßigen Bedeutung des Problems
- Erfragen der bisherige Problemlösungsstrategien
- Klärung, welche inneren und äußeren Ressourcen vorhanden sind (finanzielle Situation, Wohnsituation, Werte, Selbstwirksamkeit)

schätzung der Situation oft nicht mehr möglich. Ängste, Hilflosigkeit und Ohnmacht dominieren das Erleben und machen den Betroffenen handlungsunfähig. Es kann dann sinnvoll sein, dass der Therapeut vorsichtig auf diese Diskrepanz hinweist: *„Mir ist aufgefallen, dass Sie mit heftiger Panik auf die Trennung von Ihrem Partner reagieren, obwohl Sie mir erzählt haben, dass Sie in letzter Zeit die Beziehung als sehr unbefriedigend erlebt haben und selbst überlegt haben, sich zu trennen. Gab es in Ihrem Leben andere Trennungen oder Verluste, von denen Sie noch nicht erzählt haben?"* Früher als in anderen therapeutischen Settings konstelliert sich in der Krisenintervention ein der Krise zugrundeliegender Grundkonflikt oft auch in der therapeutischen Beziehung (Kast, 1987). Kenntnis und Verständnis von Übertragungs- und Gegenübertragungsphänomenen helfen dann, die Psychodynamik zu verstehen (vgl. Fallbeispiel Frau M., Kap. 4). Die subjektive Bedeutung steht im weiteren Verlauf der Krisenintervention oft im Mittelpunkt der Bearbeitung. So macht es einen großen Unterschied, ob in einer Trennungssituation tatsächlich der Verlust und damit Gefühle von Kummer, Schmerz und Traurigkeit zentral sind oder ob vielmehr die Kränkung darüber, verlassen worden zu sein, das innere Erleben dominiert.

Schließlich ist festzustellen, wie der Klient üblicherweise mit Problemen umgeht, wie frühere Krisen von ihm bewältigt wurden und welche Problemlösungsstrategien und Ressourcen im Augenblick zur Verfügung stehen. Wie sicher sind die äußeren Ressourcen, also die sozialen Beziehungen, die finanzielle Situation oder die Wohnverhältnisse? Ein stabiler sozialer Hintergrund erleichtert die Krisenbewältigung in der Regel. Über welche inneren Ressourcen wie ethische oder religiöse Werte und bestimmte psychische (z. B. das Gefühl von Selbstwirksamkeit, die Fähigkeit zur Selbstreflexion) oder physische Fähigkeiten verfügt der Betroffene? (vgl. auch Kap. 2.3.4). Gemeinsam überlegen Therapeut und Klient im Sinne einer Copinganalyse, wie frühere Krisen bewältigt wurden (habituelles Coping), wie bisher versucht wurde, die aktuelle Krise zu bewältigen (krisenbezogenes Coping), wie hilfreich bestimmte Strategien in der jetzigen Situation sind, warum manches noch gar nicht versucht wurde und andere Problemlösungsversuche erfolglos geblieben sind. Manchmal werden gewohnte und durchaus bewährte Reaktionsmuster in einer Krise plötzlich dysfunktional. Dann müssen neue Strategien erprobt werden. Man spricht von Copingmodifikation.

5.3.3 Situationsanalyse und Problemdefinition

Die Situationsbeurteilung kann als ein innerer Prozess des Therapeuten verstanden werden, den dieser in der Folge dem Klienten in Form einer Problemdefinition zur Verfügung stellt. Der Therapeut reflektiert die Informationen, die er im Gespräch und durch die Interaktion mit dem Betroffenen erhalten hat. Dabei bezieht er auch Auffälligkeiten und Diskrepanzen, die er am Verhalten, der Gestik und Mimik und dem Ausdruck des Klienten wahrgenommen hat, in seine Überlegungen mit ein. Er versucht so, das Ausmaß an Selbst- oder Fremdgefährdung sowie die Kooperationsfähigkeit und -bereitschaft des Klienten einzuschätzen, und stellt dann eine Indikation zur ambulanten oder stationären Krisenintervention oder überlegt alternativ einen anderen Behandlungsvorschlag. Die gut fundierte Indikation liefert die Basis für eine produktive Arbeit an der Krise.

Die Zusammenfassung des Besprochenen und die Mitteilung der Überlegungen des Therapeuten an den Betroffenen bringen ein Stück Ordnung in dessen subjektiv erlebtes Chaos. Es wirkt fast immer entlastend, einen Zusammenhang zwischen Krisenauslöser, Krisenhintergrund und aktueller Symptomatik herzustellen. Verzweiflung und Angst können so als sinnvoller Ausdruck einer schwierigen Situation verstanden werden.

Die Beschreibung der Krise in verständlichen Worten und die Erklärung der Ursachen für den bedrohlichen Zustand helfen dabei, Distanz zu schaffen, und beruhigen den Klienten, der sich der Situation nicht mehr hilflos ausgeliefert fühlt.

Tabelle 9: *Situationsanalyse und Problemdefinition*

- Vorläufige Situationsbeurteilung entsprechend der gewonnenen Informationen und der Interaktion mit dem Betroffenen
- Gesamtwahrnehmung ist wichtig: Mimik, Gestik, Ausdruck, Widersprüchlichkeiten
- Einschätzung der Kooperationsfähigkeit
- Indikationsstellung für eine Krisenintervention (ambulant oder stationär)
- Zusammenfassung des Gesprächs und Definition des Problems
- Herstellen eines Zusammenhanges zwischen Krisenauslöser, Krisenhintergrund und der aktuellen Symptomatik
- Entlastung durch die Erklärung, dass die Symptome sinnvoller Ausdruck der Krise sind

Der Therapeut gibt seine Einschätzung, ob es sich tatsächlich um eine akute Krise handelt und welche Form der Begleitung sowie Behandlung ihm sinnvoll erscheint. Wichtig ist, dass der Klient diese Erklärungen verstehen und nachvollziehen kann. Wird keine gemeinsame Einschätzung gefunden, muss eine weitere Klärung erfolgen, da Krisenintervention nur dann erfolgreich sein kann, wenn der Klient freiwillig kooperiert.

Wenn der Therapeut vorhat, ein Angebot zur ambulanten Krisenintervention zu machen, ist es sinnvoll im Vorfeld zu klären, ob er in den nächsten Wochen ausreichend Kapazitäten zur Verfügung hat, falls außergewöhnliche Interventionen wie z. B. zusätzliche Telefonate und persönliche Termine oder Interventionen im sozialen Umfeld erforderlich sind.

Insbesondere in einer psychotherapeutischen Praxis kann es schwierig sein, die dafür notwendigen Rahmenbedingungen bereitzustellen. Dann ist es hilfreicher von Beginn an zu überlegen, wo der Klient die passende Unterstützung bekommen kann.

5.3.4 Kontrakt

Wenn Therapeut und Klient darin übereinstimmen, dass der Klient sich in einer akuten Krise befindet, eine Krisenintervention indiziert erscheint und der Therapeut sich in der Lage sieht, ein Angebot zur Zusammenarbeit zu machen, werden am Ende des Erstgespräches Inhalt, Sinn und Ziel der Krisenintervention besprochen. Der Klient sollte wissen, was unter einer Krisenintervention zu verstehen ist; ein Zeitrahmen wird festgelegt und das Setting geklärt. Erfahrungsgemäß sind fünf bis maximal zehn Sitzungen im Zeitraum von vier bis sechs Wochen ein praktikabler Zeitrahmen. Erstgespräche müssen in der Dauer flexibel gehalten werden, 90 Minuten sind nicht ungewöhnlich, bei entsprechend hoher Belastung des Klienten können sie auch länger dauern. Üblicherweise ist in den Folgegesprächen die gewohnte Sitzungsdauer von 50 bis maximal 60 Minuten ausreichend. Ein zumindest telefonischer Kontakt in derselben Woche ist meist sinnvoll. Selbst wenn der Klient nach dem Erstgespräch entlastet ist, kann sich die Situation durch äußere wie innere Umstände rasch wieder zuspitzen. Manchmal erfordern sehr belastende Umstände einer Krise auch außergewöhnliche Maßnahmen, z. B. tägliche Kontakte zur Stabilisierung. Ein Angebot an den Klienten könnte also folgendermaßen lauten: *„Ich kann Ihnen jetzt fünf Gespräche zur Klärung Ihrer Situation anbieten. Sollten sich dann noch offene Fragen ergeben, werden wir gemeinsam überlegen, welche weitere Hilfe sinnvoll erscheint. Als nächsten Termin kann ich Ihnen anbieten ... Haben Sie das Gefühl, dass Sie bis dahin zurechtkommen?"* Es muss auch geklärt werden, welche Maßnahmen gesetzt werden, wenn der Klient den Termin versäumt. Erscheint es dem Therapeuten notwendig, dann selbst Kontakt aufzunehmen, was insbesondere bei Suizid- oder Fremdgefährdung sinnvoll ist, ist eine Klärung im Erstgespräch wichtig: *„Sollten Sie sich nicht melden, ist es dann für Sie in Ordnung, wenn ich Sie anrufe, um mich zu erkundigen, wie es Ihnen geht?"*

Aus den bisherigen Ausführungen wird schon deutlich, wie wichtig es für den Klienten ist zu wissen, wann er den Therapeuten erreichen kann und wohin er sich im Notfall wenden kann, falls der Therapeut nicht verfügbar ist. Bei einem solchen Notfallplan ist immer auf die Wahrung eigener Grenzen zu achten. Jene Vereinbarungen, die man mit dem Klienten trifft, sollten unbedingt eingehalten werden: *„Sie erreichen mich während meiner Arbeitszeiten von ... bis ... Sollte ich gerade verhindert sein, rufe ich Sie noch am selben Tag (innerhalb von ... Stunden) an. Im Falle, dass es Ihnen schlecht geht und Sie mich nicht erreichen können, können Sie sich an ... wenden. Können Sie sich vorstellen, dieses Angebot in Anspruch zu nehmen?"*

Merke: Verlässlichkeit, Klarheit und Transparenz helfen dem Klienten, sich zu orientieren.

Eine Zieldefinition sollte realistisch und innerhalb der Krisenintervention durchführbar sein. Nur wenn auch der Therapeut davon überzeugt ist, dass das gesteckte Ziel innerhalb der vereinbarten Zusammenarbeit realisierbar ist, kann er sich dem Klienten als „stellvertretende Hoffnung" (Cullberg, 1978) zur Verfügung stellen.

Es geht um realisierbare Zukunftsperspektiven, z. B. wieder arbeitsfähig zu werden oder sich klar darüber zu werden, wie es mit einer Beziehung weitergeht.

Das Ergebnis des ersten Gespräches wird am Ende nochmals zusammengefasst und als gemeinsame Arbeit von Therapeut und Klient definiert. Erste kleine Schritte zur Problemlösung werden besprochen und dienen bei Erfolg als Modell für weitere Lösungen. So kann eine notwendige Krankmeldung, die vom Klienten selbst mit seinem Arzt in die Wege geleitet wird, ein Gefühl von eigener Handlungsfähigkeit zurückgeben. Vereinbarungen darüber, wer – Klient, Therapeut oder eine andere Person – welche Aufgabe übernimmt und bis zu welchem Zeitpunkt diese erledigt werden, sollen konkret und detailliert sein. Vorsicht ist geboten, wenn man als Therapeut enttäuscht ist, weil es dem Klient nicht gelungen ist, das umzusetzen, was er sich vorgenommen hat. Alles, was der Klient als Kritik verstehen könnte, schwächt seinen Selbstwert. Sinnvoll ist es aber, eine misslungene Problemlösung für die weitere Klärung, welche Schritte hilfreich und welche potentiell überfordernd für den Klienten sind, zu nutzen.

Nicht immer ist bereits nach dem Erstgespräch eine detaillierte Vereinbarung möglich. Genauere Planungen können auch bei einem zweiten Termin erfolgen.

> **Merke:** Ein Erstgespräch kann positiv bewertet werden, wenn die Kontaktaufnahme gelingt, ein weiterer Termin vereinbart wurde, angenommen werden kann, dass dieser verlässlich eingehalten wird und aktuell keine akute Gefährdung zu befürchten ist.

Tabelle 10: *Kontrakt*

- Inhalt, Sinn und Ziel der Zusammenarbeit besprechen. Die Zieldefinition sollte realistisch und innerhalb der Krisenintervention erreichbar sein.
- Klärung des Settings: Termin und Erreichbarkeit, Zeitrahmen
- Notfallplan – wohin kann sich der Klient wenden, wenn sich die Situation zuspitzt und der Therapeut nicht erreichbar ist?
- Ergebnis des jeweiligen Gespräches zusammenfassen. Das Gespräch soll als gemeinsame Arbeit des Klienten und des Therapeuten definiert werden.
- Kleine Schritte zur Problemlösung sollten bereits nach dem Erstgespräch begonnen werden. Dabei sind konkrete und detaillierte Vereinbarungen über die unmittelbaren Pläne zu treffen, es ist zu klären, welche Aufgaben der Berater, der Klient oder jemand anderer übernimmt.

5.3.5 Problembearbeitung

Meist beginnt die Problembearbeitung bereits in der ersten Stunde. In den weiteren Sitzungen steht sie im Mittelpunkt der Krisenintervention. Problembearbeitung kann allerdings je nach Indikationsstellung sehr unterschiedliche Schwerpunkte haben. Bei der Krisenintervention nach akuten Traumatisierungen besteht sie in erster Linie darin, den Betroffenen zu stabilisieren und rasch wieder Sicherheit und Schutz herzustellen. Bei Verlustkrisen geht es meist um die Begleitung einer bestimmten Phase des Trauerprozesses, in der spezifische, aktuell nicht zu bewältigende Probleme aufgetreten sind. Oft muss man sich mit unveränderbaren Tatsachen auseinandersetzen und letztendlich akzeptieren, dass gewisse Ziele und Vorstellungen im Leben auf Grund des Verlustes nicht mehr realisierbar sind. Bei der Krisentherapie in Lebensveränderungskrisen hingegen sind meist aktive Veränderungen erforderlich. Dementsprechend unterschiedlich ist auch die therapeutische Begleitung. Sowohl die Problemlösungsstrategien, die zu einer konstruktiven Krisenbewältigung beitragen, als auch die Konfliktebenen, die der Therapeut ansprechen muss, sind je nach Fokus sehr unterschiedlich.

An dieser Stelle werden allgemeine Hinweise zur Problembearbeitung gegeben, in den nächsten Kapiteln wird dann detaillierter auf spezifische Interventionsstrategien eingegangen. Man muss sich klar darüber sein, dass sich der Fokus der Krise während des therapeutischen Prozesses plötzlich verschieben und die Problemstellung verändern kann. Unter solchen Umständen müssen auch die Ziele der Intervention und die therapeutischen Strategien modifiziert werden. Es ist zum Beispiel möglich, dass sich ein Suchtproblem als viel schwerwiegender darstellt als anfänglich angenommen und damit die Aufmerksamkeit des Therapeuten erfordert. In diesem Fall ist fraglich, ob Krisenintervention das richtige Angebot darstellt. Es geht dann eher darum, den Betroffenen zu einer Suchtbehandlung zu motivieren (vgl. Schnyder, 2000).

Im Verlauf des Prozesses sollte es dem Klienten durch die therapeutische Arbeit zunehmend möglich werden, die die Krise begleitenden Gefühle differenzierter wahrzunehmen und zu äußern. Gelingt dies dem Klienten nicht, besteht die Aufgabe des Therapeuten darin, die Schwierigkeiten und die damit verbundenen Abwehrmechanismen und Widerstände behutsam anzusprechen. Manche Gefühle sind gesellschaftlich tabuisiert, wie z. B. die Wut auf einen verstorbenen Menschen. Die Erklärung, dass Aggressionen Teil eines normalen Trauerprozesses sein können, reicht dann möglicherweise aus, um die Blockade aufzuheben. Eine Abspaltung von Affekten kann aber auch mit der Persönlichkeitsentwicklung des Betroffenen zu tun haben, z. B. wenn Aggressionen in der Herkunftsfamilie grundsätzlich unerwünscht waren. Ziel der Krisenintervention ist es jedenfalls, die einander scheinbar widersprechenden

Emotionen zu verstehen und einzuordnen. Es ist ganz normal, aber für den Betroffenen oft verwirrend, dass z. B. intensive Sehnsucht nach einem Partner, der sich getrennt hat, von intensiver Wut auf diesen und/oder von Schuld- und Schamgefühlen, weil man glaubt, in der Partnerschaft versagt zu haben, begleitet werden. Indem diese widersprüchlichen Tendenzen bewusst zugelassen und vom Therapeuten akzeptiert und verstanden werden, sollte eine Distanzierung möglich werden.

Besonders nach akuten Traumatisierungen (vgl. Kap. 6.3), aber auch bei Verlustkrisen hat Psychoedukation eine wichtige Funktion. Das kognitive Verständnis von Verarbeitungsprozessen und der Funktion der oft beunruhigenden Symptome ist für den Betroffenen in aller Regel entlastend.

Obwohl die aktuelle Situation stets im Fokus der Krisenintervention steht, ist die Kenntnis psychodynamischer Zusammenhänge (siehe oben) für den Therapeuten hilfreich, um das spezifische Erleben und Verhalten des Klienten in der momentanen Situation besser zu verstehen. Ob diese Zusammenhänge im kurzen Prozess einer Krisenintervention angesprochen und gedeutet werden, hängt vom individuellen Prozess ab und ist daher von Mal zu Mal neu zu entscheiden.

Im Sinne der Copinganalyse werden Problemlösungsstrategien, die dem Betroffenen in früheren schwierigen Lebenssituationen geholfen haben, dahingehend geprüft, ob sie auch zur Bewältigung der jetzigen Krise beitragen können. Widerstände, Ängste und Behinderungen, die bei der Problemlösung auftreten, müssen zunächst geklärt und bearbeitet werden, damit sie die Umsetzung nicht blockieren. Wenn sich die gewohnten Bewältigungsmuster als unzureichend erwiesen haben, müssen behutsam tiefer greifende Veränderungen angestrebt werden. Erfolgreiche Krisenintervention begnügt sich nicht mit dem Fördern von Einsichten, sondern muss auch spürbare Auswirkungen auf die Lebenssituation des Betroffenen haben. Daher müssen die in der gemeinsamen Arbeit gewonnenen Einsichten und Erkenntnisse konkret umgesetzt werden. Dabei geht es um „kurzfristig realisierbare, unmittelbar erfahrbare Veränderungen, bei denen die übergeordneten Lebensziele des Klienten im Auge behalten werden“ (Dross, 2001, S. 40). Lösungsstrategien werden gesammelt, es wird gemeinsam überlegt, was hilfreich erscheint und was nicht. Manchmal benötigt man vor der konkreten Umsetzung noch zusätzliche Informationen (z. B. juristische Beratung, bevor dem Partner eine Trennung vorgeschlagen wird). Der Klient probiert die erarbeiteten Strategien in der Realität aus. Dies kann z. B. in Form von ‚Hausaufgaben' geschehen. Dabei ist die Gewichtung der Probleme wichtig, da es sinnvoll ist, zunächst jene Schritte zu unternehmen, deren Umsetzung am ehesten Erfolg versprechen. Gelegentlich kann es zunächst ausreichend sein zu überlegen, wie sich der Klient konkret entlasten kann, z. B. eine in der Stunde angeleitete Entspannungstechnik üben, sich gezielt durch Kontakte, Lesen, Spazierengehen, Sport, Fernsehen etc. ablenken. So wird der Klient im Sinne einer Selbstverstärkung ermu-

Tabelle 11: *Problembearbeitung*

- Problembearbeitung steht im Mittelpunkt der Krisenintervention
- Differenzierteres Wahrnehmen und Durchleben der die Krise begleitenden Gefühle. Zulassen auch widersprüchlicher Emotionen.
- Psychoedukation
- Im Zentrum der Krisenintervention steht die aktuelle Situation, psychodynamische Zusammenhänge sind in dem Maße anzusprechen, wie sie dazu beitragen, Gefühle und Verhalten in der jetzigen Krise besser zu verstehen.
- Copinganalyse
- Fokussieren zunächst auf die Lösung eines Problems, das evtl. als Modell für weitere Problemlösungen dienen kann.
- Ängste, Behinderungen, Vermeidungen und Widerstände, die bei der Problemlösung auftauchen, sind zunächst zu bearbeiten.
- Copingmodifikation: Erweiterung, Differenzierung und Veränderung der Copingstrategien
- In der Krisenintervention genügen Einsichten nicht, das aktive Umsetzen in die Realität muss immer wieder gefördert werden.
- Methodenflexibilität – die Anwendung verschiedener therapeutischer Techniken ist möglich.

tigt, weitere Veränderungen in Angriff zu nehmen. Die Copingstrategien werden auf diese Art Schritt für Schritt erweitert, differenziert und verändert. Es wird immer wieder überprüft, ob die einzelnen Strategien konstruktiv waren und die gewünschten Ergebnisse erzielt haben. Wenn so neue kreative Lösungen für Problemsituationen gefunden wurden, spricht man von Copingmodifikation (Heim, 2000). Ein wichtiges Prinzip der Kriseninterventionsarbeit, besonders in der Phase der Problembearbeitung, stellt – wie bereits erwähnt – die Methodenflexibilität dar. Die Anwendung unterschiedlichster therapeutischer Techniken ist möglich, sofern sie für den therapeutischen Prozess hilfreich sind. Konkrete Beispiele dafür werden in Kapitel 7 geschildert.

5.3.6 Einbeziehung des sozialen Umfelds

Das soziale Umfeld sollte, so weit wie möglich, aktiv in die Krisenintervention einbezogen werden. Dies ist ein in vielen anderen psychotherapeutischen Settings eher ungewohntes Vorgehen. Sind die sozialen Beziehungen intakt, ist die Unterstützung von Verwandten und Freunden aber eine überaus wichtige Ressource für den Menschen in der Krise.

Hat sich der Therapeut – z. B. bei akuter Suizidalität – unter der Voraussetzung, dass eine engmaschige Begleitung durch das soziale Umfeld möglich ist, für ein ambulantes Kriseninterventionsangebot entschieden, muss gesichert sein, dass die Angehörigen bereit und in der Lage sind, diese Unterstützung auch tatsächlich im erforderlichen Ausmaß zur Verfügung zu stellen. In diesem Fall darf sich der Therapeut nicht mit vagen Versprechungen zufriedengeben. Unter Umständen ist es sinnvoll, ein gemeinsames Gespräch mit den Angehörigen zu führen. Die Kontaktaufnahme sollte dabei möglichst durch den Klienten selbst erfolgen. Dies überlässt ihm ein Stück Verantwortung und stärkt seine Eigeninitiative. In einem solchen Gespräch können die Angehörigen über die Ursachen, Begleitumstände und Symptome der Krise informiert werden, damit sie die Situation verstehen. Es kann geklärt werden, welche Art der Unterstützung sich der Klient wünscht und wie realistisch diese Wünsche sind, gleichzeitig kann überprüft werden, wie belastbar die Angehörigen sind, denn manchmal haben diese nach einer längeren krisenhaften Zeit selbst ihre Grenzen erreicht und benötigen ebenfalls Entlastung.

Auch im Fall von konflikthaften Beziehungen, die unter Umständen sogar der Auslöser der Krise sind, kann ein Gespräch mit dem jeweiligen Partner oder der Familie zur Klärung der Situation beitragen. Derartige paar- oder familientherapeutische Interventionen müssen gut vorbereitet und mit dem Klienten detailliert vorbesprochen werden. Hat er in Bezug auf ein solches Gespräch unrealistische Erwartungen, besteht die Gefahr, dass er enttäuscht ist, wenn die Intervention nicht das gewünschte Resultat zeigt, und dies kann wiederum die therapeutische Beziehung belasten. So könnte der Klient den Therapeuten z. B. als Verbündeten sehen, der den Partner überzeugen soll, von einer Trennung Abstand zu nehmen. Der Klient muss daher wissen, dass der Therapeut im Paargespräch neutral bleibt und eher eine Vermittlerrolle einnimmt. Auch der jeweilige Gesprächspartner sollte – sinnvollerweise vom Betroffenen selbst – über Zweck und Ziel eines solchen Gespräches vorinformiert werden.

5.3.7 Direkte Unterstützung und Vermittlung von Hilfen

Krisenintervention findet nicht ausschließlich im Therapieraum statt. Direkte Hilfen sind gelegentlich notwendig und dies erfordert häufig die unmittelbare Zusammenarbeit mit anderen Berufsgruppen und Institutionen.

Medikation

In vielen Kriseninterventionen ist der Einsatz von Medikamenten nicht notwendig. Es gibt aber immer wieder Situationen, in denen eine Entlastung von quälenden Symptomen wie Angst, Panik, Schlafstörungen und depressiven Verstimmungen mit vermindertem Antrieb notwendig ist, um überhaupt erst eine konstruktive Arbeit an der Krisenbewältigung zu ermöglichen. Die Medikamentengabe ist immer als eine wichtige ergänzende Maßnahme zu verstehen und muss in einer tragfähigen stabilen therapeutischen Beziehung eingebettet sein (vgl. Köhler, 2015).

Bei leichteren Schlafstörungen, Angstsymptomen oder Unruhe und Anspannung können Naturheilmittel (Baldrianpräparate) oder die Einmaldosis eines leichten Beruhigungsmittels (Tranquilizer/Benzodiazepine) den Betroffenen ausreichend entlasten. Manchen Klienten hilft dies, bestimmte belastende Situationen wie das Begräbnis einer nahestehenden Person besser ertragen zu können. Bei der Gabe von Tranquilizern ist auf Grund des Abhängigkeitspotentials immer Vorsicht geboten. Bei entsprechender Persönlichkeitsdisposition ist bei längerer Gabe (mehr als zwei bis drei Wochen) eine Suchtentwicklung nicht auszuschließen. Massivere Schlafstörungen, die eine längere Behandlung sinnvoll erscheinen lassen, können auch gut mit bestimmten Antidepressiva (Mirtazepin, Trazodon) oder niederpotenten Neuroleptika (Quetiapin, Olanzapin, Risperidol) behandelt werden.

Viele Krisen werden von depressiven Symptomen begleitet. Immer häufiger kommen dabei sinnvollerweise Antidepressiva zum Einsatz. Neuere Antidepressiva, z. B. Serotonin-Wiederaufnahme-Inhibitoren (SSRI), sind auch von ihrem Nebenwirkungsspektrum her erheblich besser verträglich als jene, die früher zur Anwendung kamen. Man sollte sich also bei entsprechender Indikation nicht vor einer Medikamentengabe scheuen. Die Dosierung sollte zu Beginn eher niedrig sein. Bei akuter Suizidgefahr ist es sinnvoll, die notwendige Dosis des Medikaments bis zum nächsten Gespräch mitzugeben und weder ein Rezept noch ganze Packungen zur Verfügung zu stellen. Bei einer antidepressiven Medikation ist zu beachten, dass mit einer Wirkung nicht vor zehn bis vierzehn Tagen zu rechnen ist. Der schlafanregende Effekt mancher Antidepressiva tritt allerdings oft bereits bei der ersten Einnahme auf. Zu bedenken ist zudem, dass eine antidepressive Medikation auch in Krisen eine Einnahme über einen Zeitraum von mindestens drei bis sechs Monaten notwendig macht, um einen ausreichenden antidepressiven Effekt zu erzielen. Zu frühes Absetzen kann rasch zum Wiederauftreten der Symptome führen.

Der nichtärztliche Krisentherapeut sollte jedenfalls auf eine Zusammenarbeit mit ärztlichen Kollegen vorbereitet sein. Wenn man nicht ohnehin in einem multidisziplinären Team arbeitet, ist es gut zu wissen, an welche ärztliche Kollegen, die über Erfahrung in Krisenintervention verfügen, Klienten vermittelt werden können.

Krankenstand

In vielen Krisen ist eine vorübergehende Entlastung durch einen Krankenstand hilfreich. Eine etwaige Gefährdung des Arbeitsplatzes muss bei der Entscheidung, dem Klienten eine Krankschreibung zu empfehlen, mitberücksichtigt werden. Manche Klienten erleben die Arbeit auch als willkommene Ablenkung von ihren Problemen. Sofern der Klient keinen Arzt seines Vertrauens hat, bewährt sich die Kooperation mit Kollegen, die Verständnis für die mit Krisen zusammenhängenden Probleme haben. Der Allgemeinarzt kann so zum wichtigen Partner bei der Krisenintervention werden. Manche Klienten, die mit dem Vorgang der Krankmeldung nicht vertraut sind, benötigen genaue Instruktionen, damit nicht zusätzliche Schwierigkeiten auftreten.

Fremdunterbringung und stationäre Aufnahme

Auch wenn im Erstgespräch eine Entlastung möglich war und die therapeutische Beziehung tragfähig ist, kann sich die Krise wieder zuspitzen, wenn der Klient alleine zu Hause ist oder in einer eskalierenden Trennungssituation mit dem Partner konfrontiert wird.

Wenn eine ständige Betreuung auf Grund einer nicht auszuschließenden Selbst- oder Fremdgefährdung notwendig ist, kann auch eine kurzzeitige Unterbringung bei Freunden, Verwandten oder in nicht psychiatrischen Institutionen sinnvoll sein, sofern der Klient für eine stützende Intervention durch außenstehende Personen zugänglich ist und diese bereit und in der Lage sind, sich um den Betroffenen zu kümmern (vgl. Kap. 5.3.6). Bei häuslicher Gewalt ist natürlich die Unterbringung im Frauenhaus in Erwägung zu ziehen, keinesfalls darf das Opfer allein mit dem Täter bleiben.

Wenn es nicht gelingt, eine Beziehung zu einem suizidalen Klienten herzustellen, oder durch die Beziehungsaufnahme keine deutliche Entlastung eintritt, muss sich der Therapeut fragen, ob eine Aufnahme im Krankenhaus erforderlich ist. Dabei ist in der Einschätzung der Situation nach Möglichkeit ein Konsens mit dem Betroffenen und seinen Angehörigen zu suchen. Die stationäre Einweisung kann auf Grund

- der Schwere und Intensität der Störung (z. B. psychotische Dekompensation)
- einer erheblichen Gefährdung der eigenen Person bzw. des Umfeldes (vgl. Kap. 3.2 und 3.3)
- eines fehlenden sozialen Netzes
- eines Missverhältnisses zwischen notwendiger Betreuung und der aktuellen Belastbarkeit der Angehörigen und des sozialen Umfelds
- bei fehlender ambulanter Betreuungsmöglichkeit

- gelegentlich auch schwieriger und unklarer psychosozialer Situationen (z. B. bei Verdacht auf Kindesmisshandlung)

notwendig sein.

Sonstige direkte Hilfen

Finanzielle oder Wohnungsprobleme können meist nur in Kooperation mit sozialen Stellen gelöst werden. Der Therapeut muss also eine gute Kenntnis der örtlichen psychosozialen Versorgung haben. Günstig ist eine Vernetzung mit Kollegen entsprechender Institutionen und Fachrichtungen. Gelegentlich kann auch eine direkte Intervention am Arbeitsplatz sinnvoll sein. So kann ein Gespräch mit einem Vorgesetzten dazu beitragen, die Situation zu entspannen. Bei derartigen Interventionen sind immer die Übertragungskonstellation und die Auswirkung auf die therapeutische Beziehung zu beachten. Es wurde ja bereits mehrfach darauf hingewiesen, dass die Abhängigkeit des Klienten auf das Notwendigste beschränkt bleiben soll. Gelegentlich kann es daher sinnvoll sein, dass die sozialarbeiterische Unterstützung durch eine andere Person als den Therapeuten erfolgt.

Bei Trennungen, Problemen am Arbeitsplatz oder finanziellen Schwierigkeiten sind häufig rechtliche Aspekte von Bedeutung, die es durch eine juristische Beratung zu klären gilt. In diesem Zusammenhang soll nochmals auf die Bedeutung interdisziplinärer Zusammenarbeit hingewiesen werden. Da Krisensituationen oft chaotisch und unübersichtlich sind, Klienten unter großem Druck stehen und sie dies gelegentlich zum Agieren verleitet, ist eine klare Aufgabenteilung wichtig. Alle Beteiligten sollten wissen, wer für welches Problem zuständig ist, und eine der betreuenden Personen sollte als Hauptansprechpartner für die Koordination der Krisenintervention zuständig sein.

5.3.8 Abschluss der Krisenintervention

Auf die zeitliche Begrenzung ambulanter Krisenintervention (fünf bis maximal zwölf Gespräche in einem Zeitraum von zwei bis drei Monaten) wurde bereits hingewiesen. Daher sollte die Beendigung vom Therapeuten rechtzeitig zum Thema gemacht und der Abschluss gut vorbereitet werden. Es muss geklärt werden, wie es um den Klienten aktuell steht und ob die Krise tatsächlich überwunden ist. In Folge geht es darum, auf die Zeit der Krise zurückzublicken und ein Resümee zu ziehen. Bei weiterbestehenden Problemen (etwa in einer Trennungssituation) kann die Krisenintervention trotzdem beendet werden, sofern sich das Befinden des Klienten so weit gebessert hat, dass er sich in der Lage fühlt, sein Leben wieder allein zu meistern. Es ist zu klären, ob die vereinbarten Ziele erreicht wurden, welche Veränderungen möglich waren und welche Fähigkeiten und Problemlösungsstrategien bei der Bewältigung der Krise geholfen haben. Wichtig ist auch die Frage, ob neue Copingstrategien entwickelt wurden und der Klient etwas für sein weiteres Leben dazugelernt hat. Dies ist auch im Hinblick auf die Lösung zukünftiger Krisen von Bedeutung. Es wird besprochen, wie sich der Klient bei neuerlichen Schwierigkeiten verhalten wird und ob er glaubt, dass ihm dann die neuen Problemlösungsstrategien und Einsichten hilfreich sein können. Wie bereits festgestellt, ist das Minimalziel von Krisenintervention erreicht, wenn der Klient in der Lage ist, sein Leben wieder selbstständig zu führen. Dies ist dann der Fall, wenn die Entscheidungs- und Handlungsfähigkeit wiederhergestellt, das Selbstwertgefühl stabilisiert und das Identitätsgefühl wieder gefestigt ist.

Merke: Der Abschluss einer Krisenintervention soll vom Therapeuten rechtzeitig zum Thema gemacht werden und muss gut vorbereitet sein.

Es soll auch ausreichend Zeit eingeplant werden, die Trennung vom Therapeuten und die damit zusammenhängenden Gefühle des Klienten zu besprechen. Häufig sind es Verluste, die zur Krise geführt haben, und es muss vermieden werden, dass die Ablösung zu einer neuerlichen Verletzung wird. Ein verantwortungsvoller und offener Umgang mit diesen Themen kann für den Klienten zu einer korrigierenden emotionalen Erfahrung werden (Schnyder, 2000).

Im Lauf einer Krisenintervention wird der Therapeut unter Umständen auch die tiefer liegenden problematischen Aspekte der Persönlichkeit des Klienten kennenlernen. Das Vorliegen eines neurotischen Konfliktes oder einer Persönlichkeitsstörung kann deutlich werden. Ist dies der Fall, besteht die Gefahr, dass der Klient immer wieder in ähnliche schwierige Situationen gerät. Es ist davon abzuraten, während einer Krisenintervention eine konfliktorientierte Bearbeitung dieser Probleme zu beginnen, da nicht damit zu rechnen ist, dass tiefer liegende Schwierigkeiten in der kurzen Zeit einer Krisenintervention ausreichend bearbeitet werden können. Außerdem ist große Vorsicht geboten, einen Menschen in einer akut schwierigen Situation zusätzlich zu verunsichern, weil dies eventuell eine weitere Verschlechterung seines Zustandes nach sich zieht. Dagegen ist es sinnvoll, diese Klienten dazu zu motivieren, nach Abschluss der Krisenintervention eine psychotherapeutische Behandlung anzuschließen.

Oft bewährt es sich, vor dem endgültigen Abschluss noch ein einmaliges Folgegespräch zu führen. Sinnvollerweise findet dieses einige Wochen bis maximal drei Monate später statt. Erfahrungsgemäß muss man damit rechnen, dass trotz Vereinbarung nur ein Teil der Klienten dieses Gesprächsangebot in Anspruch nimmt. Follow-up-Gespräche sind meist sehr produktiv. Es bietet sich die Gelegenheit, rückblickend noch einmal gemeinsam über die erfolgreiche Krisenbewältigung zu reflektieren und so die damit verbundenen Erfahrungen zu festigen.

5.4 Krisenintervention und Psychotherapie

Zeigen sich tiefer liegende Konflikte, die durch die Krise aktualisiert wurden, kann es auch Aufgabe des Krisentherapeuten sein, Motivationsarbeit für eine längerfristige Psychotherapie zu leisten und einen guten Übergang zu einer Weiterbehandlung zu ermöglichen.

Ob es sinnvoll ist, dass eine an die Krisenintervention anschließende Psychotherapie beim selben Therapeuten stattfindet, ist eine Frage, die nicht endgültig zu beantworten ist. Einerseits stellt die meist tragfähige Beziehung eine gute Basis für eine weitere konstruktive Arbeit dar, andererseits gibt es deutliche Unterschiede zwischen Krisenintervention und Psychotherapie, insbesondere das Setting sowie die therapeutische Rolle und Haltung betreffend. Die mit diesem Settingwechsel verbundenen Veränderungen können die Beziehung unter Umständen erheblich belasten. Es ist z. B. möglich, dass der Klient die Erwartungshaltung hat, weiterhin – so wie er es in der Krisenintervention erlebt hat – aktiv unterstützt zu werden, und folglich von der nunmehr abstinenteren Haltung des Therapeuten enttäuscht ist. In jedem Fall sind diese Veränderungen vor Beginn der Psychotherapie klar zu benennen und detailliert zu besprechen. Schleichende Übergänge und das Fehlen klarer Zielsetzungen beinhalten immer die Gefahr des Scheiterns.

Die wesentlichen Unterschiede zwischen Krisenintervention und Psychotherapie betreffen folgende Themen (Stein, 2009): Während in der Krisenintervention ein strukturierter Verlauf angestrebt wird und der Therapeut oft eine aktive Haltung einnimmt und initiativ ist, ist in der Langzeittherapie meist ein weniger strukturiertes Vorgehen üblich, der Therapeut ist zurückhaltender, abstinent, die Initiative sollte mehr vom Klienten ausgehen. In der Krisenintervention wird das Setting flexibel gehandhabt (Anzahl der Gespräche pro Woche, zusätzliche Telefonkontakte), oft wird das soziale Umfeld aktiv einbezogen und gelegentlich sind direkte Hilfen notwendig. In der Psychotherapie gibt es ein klar definiertes Setting, das nur in Ausnahmefällen geändert wird, das soziale Umfeld wird nur in außergewöhnlichen Situationen einbezogen, direkte Hilfen sind problematisch.

Inhaltlich beschränkt sich Krisenintervention auf die aktuelle Situation, psychodynamische Zusammenhänge werden zwar wahrgenommen, in der Regel kommt es aber zu keiner konfliktorientierten Bearbeitung tieferer Zusammenhänge. Übertragungs- und Gegenübertragungsaspekte sowie Widerstände sind so zu handhaben, dass sie keine hemmenden oder erschwerenden Auswirkungen auf die therapeutische Beziehung und somit auf die Problembewältigung haben. In der Psychotherapie hingegen steht die Konfliktbearbeitung, die psychodynamische und biographische Zusammenhänge einbezieht, in der Regel im Mittelpunkt. Widerstände, Übertragungs- und Gegenübertragungsphänomene werden entsprechend bearbeitet.

In der Krisenintervention ist die Zieldefinition klar umschrieben, das Ziel muss in kurzer Zeit realistisch erreichbar sein und es geht um rasche, auch in der Realität spürbare Veränderungen. In der Psychotherapie ist die Zieldefinition allgemeiner, meist weniger konkret, langfristige Ziele stehen im Vordergrund, es dreht sich um die Besserung von Symptomen, die Aufhebung einer Störung oder eine Persönlichkeitsveränderung.

6

Unterschiede der Krisenintervention nach Verlusten, nach akuten Traumatisierungen und nach Lebensveränderungen

6.1 Allgemeine Prinzipien der Krisenintervention

Die zentralen Indikationsgebiete für psychosoziale Krisenintervention – Lebensveränderungskrisen, Verlustkrisen und akute Traumatisierungen – unterscheiden sich durch die Art der auslösenden Situationen, die unterschiedlichen Verarbeitungsmodi und ihren Verlauf erheblich voneinander. Damit wird schon deutlich, dass es einer differenzierten Herangehensweise bedarf, um betroffene Menschen adäquat unterstützen zu können. Folgerichtig hat in den letzten Jahren eine beträchtliche Verfeinerung der Methoden, die in der Krisenintervention angewendet werden, stattgefunden. In der Folge werden nun einige zentrale Unterschiede der Krisenintervention bei Verlusten, Lebensveränderungen sowie nach akuten Traumatisierungen dargestellt (vgl. Stein, 2009, 2014), danach wird beispielhaft die Praxis der Kriseninterventionen für unterschiedliche Anwendungsbereiche aufgezeigt und durch Fallvignetten illustriert.

6.1.1 Beginn der Krisenintervention

Der Beginn der Krisenintervention erfolgt je nach Indikationsbereich zu unterschiedlichen Zeitpunkten.

So ist bei akuten Traumatisierungen häufig eine frühzeitige Intervention direkt nach dem Ereignis, möglichst noch vor Ort, sinnvoll, da dadurch das Risiko für die Entwicklung späterer Traumafolgestörungen deutlich herabgesetzt wird.

Tabelle 12: *Allgemeine Prinzipien der Krisenintervention, differenziert nach Krisenformen*

Lebensveränderung	Verlustkrise	Akute Traumatisierung
	Zeitpunkt der Intervention	
Krise entwickelt sich über Tage oder Wochen – Intervention abhängig vom Verlauf	Plötzlicher Beginn – Intervention abhängig vom Verlauf und dem Funktionieren sozialer Unterstützung	Plötzlicher Beginn – Intervention unmittelbar nach dem Ereignis, möglichst noch vor Ort
	Aktivität und Haltung des Helfers	
Konfliktzentriert, fördernd und fordernd, begleitend, nicht regressionsfördernd	Einfühlend, stützend, Gefühlsausdruck ermöglichen, Regression begrenzt ermöglichen	Parteilich, stützend-entlastend, ressourcenorientiert, Helfer ist aktiv bemüht, Stabilität und Schutz herzustellen, Abwehrmechanismen als Selbstschutz verstehen, Akzeptanz regressiver Phasen
	Entlastung	
Krise offenhalten, begrenzte Entlastung, damit Veränderungswunsch bestehen bleibt	Zunächst Entlastung im Vordergrund, später erfordert der Trauerprozess gelegentlich auch behutsame Konfrontation	Bestmögliche Entlastung. Beim Betroffenen soll sich das Gefühl einstellen, dass die Gefahr wirklich vorüber ist.
	Methodenflexibilität	
Auch konfrontierende Methoden, um festgefahrene Situationen und Muster zu stören	Behutsame Konfrontation, wenn bestimmte Abwehrmechanismen (z. B. Rationalisierung) das Trauern zu sehr behindern	Keine Konfrontation, keine unstrukturierten Methoden mit stark assoziativem Potential, hilfreich sind Imaginationen, Entspannungsübungen
	Aktuelle Situation	
Im Mittelpunkt steht die auslösende Situation, biographisches Material wird so weit einbezogen, wie es dem Verständnis der aktuellen Krise dient.	Im Mittelpunkt steht der Verlust. Alles, was damit in der Vergangenheit in Verbindung stand, ist relevant.	Fokus ist ausschließlich die Verarbeitung des aktuellen traumatischen Ereignisses. Bei früheren Traumatisierungen: Trennung der Ereignisse und Bearbeitung nacheinander
	Einbeziehen der Umwelt	
Einbeziehen des sozialen Umfeldes in den Krisenbearbeitungsprozess, sowohl zur Unterstützung als auch zur Klärung einer konfliktreichen Situation	Einbeziehen des sozialen Umfeldes zur Unterstützung	Einbeziehen des sozialen Umfeldes zur Stabilisierung, dazu gehört auch gute Information und Aufklärung der Angehörigen über die Symptomatik

Unmittelbar nach plötzlichen Verlusten wie Todesfällen oder Trennungen ist die Unterstützung durch Menschen, die dem Betroffenen nahe stehen, oft groß und in den meisten Fällen durchaus ausreichend. Erst wenn diese Unterstützung nachlässt, sich Symptome wie Schlaflosigkeit, depressive Verstimmungen, Ängste etc. verstärken oder sich die Situation durch andere Gründe zuspitzt, wird professionelle Hilfe benötigt.

Bei Lebensveränderungen wird der Zeitpunkt der Intervention hauptsächlich durch das Ausmaß des Leidensdrucks des Betroffenen bestimmt. Diese Krisen entwickeln sich langsamer, oft über einen längeren Zeitraum hin zu einem Höhepunkt, an dem die Situation eskaliert. Dementsprechend beginnt die Intervention gewöhnlich erst eine ganze Weile nach dem Ereignis, meist dann, wenn der Betroffene bereits massiv überfordert ist und das Gefühl hat, die Situation nicht mehr bewältigen zu können. Nicht selten löst auch die Beunruhigung über unangenehme Begleitsymptome das Bedürfnis aus, professionelle Unterstützung zu suchen. Dies macht in der Folge die differentialdiagnostische Einschätzung gelegentlich schwierig.

6.1.2 Ziele und Interventionsstil

Bei der Krisenintervention nach akuter Traumatisierung ist die rasche Wiederherstellung von Stabilität und Schutz das vordringlichste Ziel. Der Therapeut unterstützt aktiv alle Maßnahmen, die der Entlastung dienen. Betroffene müssen sicher sein können, dass die Gefahr endgültig vorüber ist. Die eingesetzten Abwehrmechanismen (Betäubung, Verleugnung, Vermeidungsverhalten, Dissoziation) stellen zunächst oft sinnvolle Selbstschutzmechanismen dar. Regressive Tendenzen, z. B. ein starker Wunsch geschützt und versorgt zu werden, sind daher zu akzeptieren (vgl. Schmidt, 2010). Der Therapeut ist parteilich und benennt das Unrecht, besonders, wenn die Traumatisierung durch andere Menschen verursacht wurde. Konfrontatives Vorgehen oder die Anwendung unstrukturierter Methoden mit stark assoziativem Potential sind kontraindiziert.

Bei Lebensveränderungskrisen versucht man unter Berücksichtigung der speziellen Situation und der dem Klienten zur Verfügung stehenden Ressourcen, die Krise so lange wie möglich ‚offenzuhalten'. Es soll vermieden werden, dass eine zu rasche Entlastung den Veränderungswunsch erlahmen lässt. Das Vorgehen ist daher eher konfliktzentriert, fördernd und fordernd, um festgefahrene Situationen und Muster zu stören. Der Interventionsstil ist weniger aktiv. Ein gewisses Maß an Leidensdruck ist notwendig, um die Motivation, aktiv an Veränderungsprozessen zu arbeiten, aufrechtzuerhalten. Die Person ist als handelnder Erwachsener gefordert, daher werden regressive Tendenzen eher begrenzt.

Bei Verlustkrisen sind sowohl Stabilisierung als auch gelegentlich Konfrontation notwendig. Der Interventionsstil ist einfühlend und stützend. Am Beginn steht die Entlastung im Vordergrund. Das Zulassen der oft widersprüchlichen Gefühle soll gefördert werden, um so den Trauerprozess in Gang zu halten. Trauernde benötigen viel Zeit, ihr individueller Rhythmus ist zu respektieren. Es geht nicht darum, rasche Veränderungsprozesse in Gang zu setzen. Regression kann vorübergehend sinnvoll sein. Besonders am Beginn ist die Versorgung durch nahestehende Personen hilfreich, damit der Betroffene nicht durch die Notwendigkeiten des Alltags zusätzlich belastet wird. Gelegentliche Ablenkung und Beschäftigung mit anderen Dingen verhindern eine ständige, manchmal quälende Auseinandersetzung mit dem intensiven Schmerz. Wenn bestimmte Abwehrmechanismen den Trauerprozess zu sehr beeinträchtigen, ist in der Folge auch behutsame Konfrontation notwendig, z. B. wenn ein rationalisierender Umgang mit dem Verlust dominiert und die Gefühle abgespalten werden.

6.1.3 Fokus der Krisenintervention

Nach akuten Traumatisierungen geht es ausschließlich um die Verarbeitung und Integration des traumatischen Ereignisses. Gibt es andere aktuelle Konflikte, sollte man sich, um zusätzliche Destabilisierung zu verhindern, mit diesen nach Möglichkeit erst später beschäftigen. Erschwerend wirken sich eventuell vorhandene frühere Traumata aus. Diese können definitiv nicht während einer Krisenintervention, sondern nur in einer längerfristigen Psychotherapie bearbeitet werden.

Bei Lebensveränderungen liegt der Fokus ebenfalls auf der aktuellen Situation. Da die subjektive Bedeutung des Geschehens aber einen hohen Stellenwert hat, muss davon ausgegangen werden, dass Vulnerabilität, Lebenserfahrung und Persönlichkeitsfaktoren bei der Krisenentstehung und beim Krisenverlauf eine wesentliche Rolle spielen. Somit ist die Kenntnis der für die momentane Krise wesentlichen biographischen Details und der psychodynamischen Zusammenhänge wichtig, da der Therapeut sonst unter Umständen Schwierigkeiten hat, die aktuelle Problematik zu verstehen.

Die Verlustkrisen nehmen eine Zwischenstellung ein. Bei jenen Menschen, die frühe Verluste wichtiger Bezugspersonen erleiden mussten, wird die Art der Verarbeitung eines aktuellen Todesfalles oder einer Trennung vermutlich von dem früheren Geschehen beeinflusst. Die Kenntnis der damaligen Umstände erhöht das Verständnis und erleichtert damit die Begleitung.

6.1.4 Einbeziehung der Angehörigen und des sozialen Umfeldes

Bei jeder Form von Krisenintervention ist die Unterstützung durch Angehörige und Freunde hilfreich. In zugespitzten Krisen ist sie oft unverzichtbar, um ein ambulantes Setting aufrechterhalten zu können. Der Therapeut unterstützt den Klienten darin, sich aktiv um diese Hilfe zu bemühen. Bei Traumatisierungen ist es außerdem wichtig, Angehörige über die Traumafolgen, die Symptome und den Umgang damit zu informieren.

Während bei Todesfällen und Traumatisierungen eventuell aktuell bestehende Konflikte mit Bezugspersonen beruhigt werden müssen, um zusätzliche Schwierigkeiten zu vermeiden, ist es bei Lebensveränderungen, aber auch bei Verlust durch Trennung oft notwendig, den Konfliktpartner zur Klärung der aktuellen Umstände oder im Sinne einer Mediation in die Krisenintervention einzubeziehen (siehe auch Kap. 5.3.6).

6.2 Krisenintervention nach dem Tod nahestehender Menschen

Konzepte über Trauerverläufe und -phasen (Kast, 1983; Bowlby, 2006; Rando, 2003) haben viel zum Verständnis der inneren Prozesse Trauernder beigetragen. Nach übereinstimmender Meinung geht man heute jedoch davon aus, dass es keine regelhaften Trauerverläufe gibt. Da in den meisten Industriegesellschaften auch immer weniger verbindliche Trauerrituale und -bräuche existieren, ist jeder Betroffene gefordert, seine individuelle Form der Verarbeitung zu finden. Wie bereits erwähnt (Kap. 2.4.1) erleben viele Menschen, die den Tod eines nahestehenden Menschen betrauern müssen, diesen Prozess nicht als krisenhaft. Oft reicht die Begleitung und Hilfe durch das soziale Umfeld aus, und es bedarf keiner professionellen Unterstützung, um mit dem Verlust zurechtzukommen.

Zu krisenhaften Entwicklungen führen Verluste besonders dann, wenn sie plötzlich und unerwartet erfolgen oder wenn sie von sehr dramatischen Umständen begleitet werden (Suizid, Verlust eines Kindes, Unfälle). Manche Menschen wiederum sind von den Veränderungen, die mit dem Verlust verbunden sind, z. B. der Übernahme bestimmter Aufgaben, die vom Verstorbenen erfüllt wurden, überfordert. Nicht selten lässt nach einiger Zeit Verständnis und Unterstützung der unmittelbaren Umgebung nach. Für die anderen geht das Leben sozusagen weiter, während der Betroffene noch intensiv mit seiner Trauer beschäftigt ist und sich damit alleingelassen fühlt. Dies alles sind Situationen, in denen Trauernde dann unter Umständen professionelle Unterstützung benötigen.

Als Krisentherapeut ist man gefordert, den Menschen, der einen Verlust erlebt hat, in seiner jeweils individuellen Art des Umgangs mit seinem Kummer zu unterstützen. Normative Vorstellungen über Trauerprozesse sind nicht hilfreich. Man muss immer beachten, an welchem Punkt des Verarbeitungsprozesses sich der Betroffene befindet. Zentral für das Gelingen der Krisenintervention ist natürlich auch bei Trauernden die Beziehungsaufnahme. In einer vertrauensvollen Atmosphäre wird der Betroffene ermutigt, möglichst viel über den Verstorbenen und die Beziehung zu erzählen und alle Gefühle, die mit dem Verlust verbunden sind, auszudrücken. Der Therapeut sollte in der Lage sein, diese Gefühle zu verstehen und anzunehmen. Der Ausdruck von Kummer und Schmerz, insbesondere das Weinen als häufigste Reaktion, wird vom Krisentherapeuten ausdrücklich gefördert. Ist der Gefühlsausdruck gehemmt, greift man Anzeichen von Bedrückung, Traurigkeit und erkennbarem Schmerz auf. Indem man vermittelt, dass dies ganz normale Reaktionen auf einen solchen Verlust sind, sollte es dem Betroffenen möglich werden, diese Gefühle zuzulassen. Manchmal sind es auch Schamgefühle, die das Trauern erschweren. Es bestehen falsche Vorstellungen darüber, wie ein erwachsener Mensch mit derartigen Situationen umzugehen hat. Erklärungen, wie Trauerprozesse ablaufen und dass sie bei vielen Menschen von intensiven Gefühlen begleitet sind, können hilfreich sein.

Ambivalente Gefühle wie Zorn und Schuldgefühle sollen ausdrücklich angesprochen und vertieft werden. Auch in diesen Fällen kann die Erklärung, dass diese Gefühle bei vielen Menschen Teil des ‚normalen' Trauerprozesses sind, Erleichterung schaffen. Zorn kann sich in Form von Reizbarkeit und Bitterkeit äußern, kann sich gegen jene richten, die man für den Tod verantwortlich macht, aber auch gegen die verstorbene Person selbst, von der man sich verlassen fühlt, der man vielleicht vorwirft, nicht besser für sich gesorgt zu haben oder den Tod sogar mit verschuldet zu haben.

Viele Trauernde haben Schuldgefühle und machen sich Vorwürfe, die sie häufig an geringfügigen Handlungen oder Unterlassungen festmachen. Man meint, den Anderen nicht genügend gedrängt zu haben, den Arzt aufzusuchen, oder in der Beziehung positive Veränderungsmöglichkeiten versäumt zu haben. Eine vorschnelle rationale Gegenargumentation bei Schuldgefühlen ist nicht hilfreich: Meist weiß der Trauernde ohnehin selbst, dass sie wenig mit realer Schuld zu tun haben. Wie auch die anderen Gefühle eines Trauerprozesses müssen sie wahrgenommen und in der Folge in ihrer Bedeutung verstanden werden. Ähnlich wie nach traumatischen Erlebnissen liegt hinter den Schuldgefühlen oft der Wunsch verborgen, das Geschehene ungeschehen zu machen: „Hätte ich mich anders verhalten, wäre es nicht so weit gekommen."

Da das Erleben während eines Trauerprozesses immer wieder von der Hoffnung geprägt ist, die Trennung sei nur vorübergehend, richtet sich der Zorn manchmal gegen jene, die scheinbar oder tatsächlich fordern, den Verlust zu akzeptieren. Als Krisentherapeut fühlt man sich in diesen Phasen der Begleitung manchmal inkompetent und hilflos. Auch wenn es selbstverständlich klingt, muss man sich immer wieder bewusst machen, dass der Verlust nicht rückgängig gemacht werden kann, selbst wenn sich das der Trauernde am meisten wünscht. Unsere Aufgabe besteht vielmehr in der Übernahme der Funktion als „stellvertretende Hoffnung" (Cullberg, 1978), d. h. die implizite Hoffnung, dass Schmerz und Kummer nachlassen werden und ein zufriedenstellendes Leben ohne den Verstorbenen möglich sein wird.

Wenn es gelingt, dass der Betroffene seine manchmal chaotischen und sich zum Teil widersprechenden Emotionen als adäquaten Ausdruck des Verlustes verstehen lernt, verlieren sie für ihn an Bedrohlichkeit.

Merke: Der Trauernde sollte die Möglichkeit haben, möglichst viel über den Verstorbenen, die Beziehung zu ihm und die begleitenden Gefühle zu sprechen.

Am Beginn der Intervention sollte man sich auch darüber klar werden, was die eigentliche Krise ausgelöst hat. Kommt der Betroffene mit bestimmten Aspekten und Gefühlen der Trauer nicht zurecht, fühlt er sich von seinen Angehörigen im Stich gelassen oder ist er mit den Aufgaben der veränderten Lebensgestaltung überfordert? Demnach wird auch der Interventionsschwerpunkt unterschiedlich sein. Werden bestimmte Affekte abgespalten, verhindern Rationalisierungen den emotionalen Ausdruck oder werden schwierige Aspekte der Beziehung verleugnet, muss der Krisentherapeut den Trauernden behutsam damit konfrontieren. Ähnliches gilt auch für Menschen, die chronisch ‚jammern'. Sie stellen durch ihr andauerndes Selbstmitleid und ihre Unzugänglichkeit die Empathie ihrer Angehörigen oft auf eine harte Probe. Man muss sie vorsichtig darauf aufmerksam machen, wie sie auf ihre Umgebung wirken und sich so um die Anteilnahme der anderen bringen.

Viele Trauernde glauben, die ganz konkrete Anwesenheit des Verstorbenen zu spüren oder ihn sogar zu hören oder zu sehen. Diese sogenannten Trugbilder, aber auch sehr realistische Träume gehören zum normalen Trauerprozess, sind jedoch manchmal ängstigend und müssen daher erklärt werden. Dross (2001) beschreibt sie wie einen Phantomschmerz nach einer Amputation. Das Gehirn hat noch nicht realisiert, dass etwas Wichtiges abgetrennt wurde.

Auch körperliche Beschwerden sind häufig, z. B. Schlafstörungen, Unruhe, Herz-Kreislauf-Symptome, vielfältige Schmerzen, nicht selten auch ähnliche Symptome wie jene, die der Verstorbene vor seinem Tod hatte. Die Sinnhaftigkeit einer

Medikation muss in Hinblick auf ihren Einfluss auf die Krisenverarbeitung sorgfältig abgewogen werden. Nicht wenige Trauernde berichten, dass sie sich durch die Medikamenteneinnahme von ihren Gefühlen ‚abgeschnitten' fühlen. Wenn die Symptome so quälend werden, dass man sich doch zu einer Behandlung entschließt, ist meist die Gabe von Antidepressiva sinnvoll. Eine Behandlung mit Tranquilizern sollte nur kurzfristig erfolgen.

Zur Stabilisierung und Minderung von Stresssymptomen sind Entspannungsmethoden und Imaginationsübungen geeignet. Erfahrungsgemäß ist eine Beibehaltung von Alltags- und Berufsroutine eher hilfreich, auch wenn der Betroffene über Leistungseinbußen klagt. Wenn notwendig, ist aber auch die Krankschreibung in Erwägung zu ziehen.

Das Aufzeichnen der inneren Dialoge mit dem Verstorbenen in Form von Tagebüchern oder Briefen kann helfen, bestimmte Aspekte der Beziehung zu verdeutlichen oder Antworten auf offene Fragen zu finden. Begegnungen mit dem Verstorbenen können auch imaginiert werden. Dabei kann der Hinterbliebene Botschaften an den Toten formulieren oder sich vorstellen, wie dieser auf offene Fragen antworten würde. Wenn die Beziehung intakt war, so sind diese Botschaften meist tröstend und versöhnlich, und es wird der Wunsch des Verstorbenen deutlich, es möge dem Hinterbliebenen gut gehen. Viele Trauernde träumen intensiv. Die Träume geben oft wichtige Hinweise, was den Betroffenen gerade beschäftigt und wie ihn der Therapeut unterstützen kann.

Abschiedsrituale zum richtigen Zeitpunkt dienen der inneren Trennung. Bei der Empfehlung von Ritualen darf man sich nicht primär von eigenen Vorstellungen leiten lassen, sondern sie sollen sich in den Lebenskontext und die Erfahrungswelt des Hinterbliebenen einfügen. Rituale können jedenfalls helfen, die Beziehung zum verstorbenen Menschen aus einer gegenwärtigen in eine andere überzuführen, die auf symbolischer Interaktion begründet ist – nur so kann sie lebendig erhalten und der Trauernde frei für neue Erfahrungen werden.

Fallbeispiel Frau N.:

Frau N., eine 44-jährige Pflegehelferin, kommt zum Erstgespräch, da sie eine Woche zuvor ihren 17-jährigen Sohn durch einen Autounfall verloren hat. Er wurde in der Nacht von einem betrunkenen Autofahrer auf dem Gehsteig überfahren. Dieser beging Fahrerflucht, wurde aber kurz darauf gefasst. Unmittelbar nach der Benachrichtigung bekam die Familie Unterstützung von einem Akutbetreuungsteam und Frau N. wurde auf Grund der Dramatik der Situation zur Weiterbetreuung an das Kriseninterventionszentrum verwiesen. Die Klientin erzählt, dass seit dem Begräbnis, das zwei Tage vor dem Erstgespräch stattgefunden hat, alles noch schlimmer geworden sei. Bisher fühlte sie sich wie betäubt, fast erstarrt, sie kann sich kaum erinnern, was seit dem Unfall passiert ist, jetzt hingegen quäle sie ein unerträglicher innerer Schmerz, weil sie sich so sehr danach sehne, bei ihrem Sohn zu sein. Wenn sie sterben könnte, wäre das eine Erlösung. Gleichzeitig meint sie, dass sie ihre 19-jährige Tochter und ihren Ehemann nicht im Stich lassen könne. Manuel – so der Name des Sohnes – war ihr sehr nahe, sie konnte alles mit ihm besprechen, selten gab es Konflikte. Er wurde von allen Menschen geschätzt, war ein zielstrebiger junger Mann, der eine Lehre als Automechaniker machte. Sie ist voller Hass gegen den Autofahrer. Sie erlebt viel Anteilnahme und durch ihre Freunde und Verwandten große Unterstützung. Beim Begräbnis waren sehr viele Menschen, was sie als sehr tröstlich erlebt, da es zeigt, wie beliebt Manuel war.

Zu Hause glaubt sie, ihre Gefühle kontrollieren zu müssen, weil sie ihre Tochter und ihren Partner nicht belasten will. Er ist wenig verständnisvoll ihr gegenüber, eher gereizt und redet kaum. Sie berichtet auch, dass sie ihren Vater durch Suizid verloren hat, und meint: „Wir sind eine verfluchte Familie."

Die Beziehungsaufnahme gelingt gut. Sie kann offen über sich, die Beziehung zu ihrem Sohn und ihr großes „inneres Durcheinander", wie sie es bezeichnet, reden. Einige Male, besonders als sie darüber erzählt, was für ein besonderer Mensch Manuel war, weint sie sehr heftig. Nach dem Gespräch fühlt sie sich erleichtert. Wir vereinbaren eine Trauerbegleitung über den Zeitraum von einigen Wochen im Umfang von zehn Stunden.

Kommentar: *Frau N. befindet sich in der Reaktionsphase (Cullberg, 1978) einer Verlustkrise; Kast bezeichnet diese als die Phase der aufbrechenden Emotionen im Trauerprozess (Kast, 1983). Während sich die Klientin in der Schockphase unmittelbar nach dem Unfall wie erstarrt fühlte, wird sie jetzt von ihren intensiven Gefühlen regelrecht überschwemmt. Auf Grund der Schwere des Verlustes, der besonders dramatischen Umstände und der Hilflosigkeit ihrer nächsten Angehörigen, die selbst sehr belastet sind und nur wenig Halt bieten, ist eine therapeutische Begleitung indiziert. Es fehlt eine Gesprächsbasis mit ihrem Partner, da bereits zuvor Probleme in der Beziehung bestanden. Die vom Hausarzt verordnete Schlafmedikation mit einem Tranquilizer wird wegen der Suchtgefahr abgesetzt.*

Frau N. benötigt zunächst vor allen Dingen Stützung, Halt und emotionale Entlastung. Dies gelingt, indem sie viel von ihrem Sohn und dem gemeinsam Erlebten erzählt, ihre intensiven Gefühle wahrnehmen und durchleben kann. Es ist notwendig, ein wenig Ordnung in ihr inneres emotionales Chaos zu bringen. Sie hat Schuldgefühle, da sie glaubt, sie hätte ihren Sohn an diesem Abend nicht alleine weggehen lassen dürfen bzw. sie hätte ihn zumindest später bei seinen Freunden abholen sollen. Es ist wichtig, diese Schuldgefühle zunächst ernst zu nehmen und erst später behutsam zu relativieren. Sie sind auch als Versuch zu verstehen, mit ihrem Gefühl der Ohnmacht zurechtzukommen. Ihre Wut ist oft derart intensiv, dass ihr Wunsch nach

Rache in der Phantasie gipfelt, den Lenker des Fahrzeugs zu ermorden. Es ist wichtig, diese Hassgefühle zu akzeptieren und ausphantasieren zu lassen. Ein Ventil für die Wut ist der Kontakt mit einer Tageszeitung, die über den Unfall berichtet und dabei auch die Fahrlässigkeit des Unfallverursachers anprangert. Seine strafrechtliche Verurteilung erlebt sie als Genugtuung.

Immer wieder wird sie von ihrem Kummer überwältigt. Wenn sie nachts nicht schlafen kann, legt sie sich ins Zimmer des Sohnes, das sie wie einen Schrein hütet. Jede Veränderung ist für sie unerträglich, denn das würde bedeuten zu akzeptieren, dass er nicht wieder zurückkommt. Am Tag ist sie so erschöpft, dass sie sich kaum zu Aktivitäten aufraffen kann. Zu diesem Zeitpunkt wird vorübergehend ein schlafanregendes Antidepressivum verordnet, um das quälende Grübeln zu unterbrechen. Sie wird auch darin unterstützt, ein Gespräch mit ihrem Partner zu suchen. Es ist für beide sehr erleichternd, das Schweigen zu brechen und zu erfahren, wie der Andere den Verlust erlebt. Sie besuchen gemeinsam das Grab des Sohnes und sind sich das erste Mal in ihrer gemeinsamen Trauer nahe.

Nach den zehn Stunden Krisenintervention hat sich Frau N. so weit stabilisiert, dass sie den Alltag wieder bewältigen kann. Sie hat sich auch entschieden, wieder zur Arbeit zu gehen, was zumindest zeitweilig eine gewisse Ablenkung bringt. Frau N. wird zur weiteren Trauerbegleitung eine Psychotherapie empfohlen.

6.3 Krisenintervention nach akuter Traumatisierung

6.3.1 Grundsätze bei der Behandlung, Betreuung und Intervention

Es ist sinnvoll, auf Grund der unterschiedlichen Interventionsschwerpunkte zwischen der Akutintervention unmittelbar nach dem Trauma, der folgenden Krisenintervention und einer mittel- bis längerfristigen therapeutischen Begleitung zu unterscheiden. Wenn man sich die durch ein Trauma verursachten neurobiologischen Veränderungen und den damit verbundenen Ausnahmezustand vergegenwärtigt (vgl. Kap. 2.4.4), wird verständlich, warum das primäre Ziel jeder Intervention die möglichst rasche Wiederherstellung von Sicherheit und Stabilität ist.

Merke: Primäres Ziel jeder Begleitung traumatisierter Menschen ist die rasche Wiederherstellung äußerer und innerer Sicherheit.

Das heißt, dass sich der Therapeut bemüht, protektive Faktoren zu stärken und die vorhandenen Ressourcen zu aktivieren. Hingegen ist jede Intervention, die den Betroffenen zusätzlich ängstigen oder verunsichern könnte, zu vermeiden.

6.3.2 Akutintervention

Unter Akutintervention ist die sofortige, lückenlose Hilfe unmittelbar nach dem Ereignis, meist direkt am Ort des Geschehens, zu verstehen. Der Betroffene wird so rasch wie möglich in eine geschützte Umgebung gebracht und sollte nicht allein gelassen werden. Man versucht, die vertrautesten Personen des Umfeldes zu verständigen. Bis zu deren Eintreffen erfolgt die Betreuung durch jene Person, deren Hilfe am ehesten akzeptiert wird. Die Haltung der Helfer ist von unmittelbarer Anteilnahme geprägt, damit der Betroffene Gelegenheit hat, das ganze Ausmaß des Schmerzes zu äußern. Klarheit und ein strukturiertes Vorgehen vermitteln Sicherheit, gleichzeitig sind Autonomie und Grenzen der betroffenen Person zu wahren; daher sollten alle Interventionen im Einverständnis mit ihr erfolgen. Ist dies nicht möglich, weil die Gefahr selbstschädigenden Verhaltens besteht, sind die zum Schutz geplanten Maßnahmen unbedingt genau zu begründen und zu erklären. In solchen Situationen bedarf es einer ruhigen, respektvollen Grenzsetzung.

Die Traumareaktion ist eine nachvollziehbare seelische Erschütterung, Ausdruck einer allgemein bekannten und nicht pathologischen Reaktion und ein Versuch der Verarbeitung. Diese Sichtweise wird dem Betroffenen vermittelt. Die kognitive Aufklärung über die traumatischen Symptome und den Verlauf einer posttraumatischen Reaktion fördert seine Orientierung. Dies kann auch Schuld- und Schamgefühlen entgegenwirken. Es kann vorkommen, dass Helfer zum Projektionsfeld heftiger Wut werden. Man sollte verstehen, dass die Wut nicht dem Helfer persönlich gilt. Grenzsetzungen sind notwendig, aber sollen möglichst respektvoll erfolgen. Oft müssen die Ersthelfer auch für die Grundbedürfnisse sorgen und Sachhilfe organisieren. Selbstschutzbemühungen werden unterstützt. Jede selbstständige Aktivität gibt Kraft und Mut und ist damit ein erster Schritt zur Stabilisierung des Selbstwertes. Kriminaltechnische Befragungen sind – wenn unbedingt notwendig – durch möglichst geschulte Personen unter Hinzuziehung einer Vertrauensperson durchzuführen. Aufgabe der Ersthelfer ist auch die Organisation einer geeigneten Nachbetreuung bei Kriseninterventionsstellen oder traumatherapeutisch geschulten Kollegen. Im Sinne eines Screenings sind jene Menschen zu identifizieren, die möglicherweise Schwierigkeiten haben könnten, alleine mit dem Erlebten fertigzuwerden, und daher gefährdeter sind, Langzeitfolgen zu entwickeln.

6.3.3 Traumazentrierte Krisenintervention

In der weiteren Nachbetreuung traumatisierter Personen werden die Interventionen immer auf die spezifische Situation der Betroffenen abgestimmt. Im Mittelpunkt stehen stabilisierende und stützende Maßnahmen.

Praktisch alle traumazentrierten Behandlungsstrategien unterscheiden drei Phasen in der Bewältigung einer posttraumatischen Belastungsreaktion.

1. Phase: Stützung und Sicherheit

Auch in der Krisenintervention ist das vordringlichste Ziel der Interventionen, äußere und innere Sicherheit des traumatisierten Menschen wiederherzustellen. Voraussetzung, dass eine Stabilisierung gelingen kann, ist eine vertrauensvolle, tragfähige Beziehung zum Therapeuten. Dazu muss die Sicherheit in der Beziehung aktiv vermittelt und beständig überprüft werden, ob der Klient sich geschützt fühlt. Eines der zentralen Prinzipien bei der Betreuung traumatisierter Menschen ist das Verlassen einer abstinenten Haltung im Sinne von Parteilosigkeit. Man nennt das Unrecht beim Namen und nimmt die Position des Betroffenen ein, besonders wenn er einer Gewalttat ausgesetzt war. Alle geplanten Interventionen sollen deutlich und verständlich erklärt werden und nach Möglichkeit werden keine Entscheidungen gegen den Willen des Betroffenen getroffen. Der Therapeut bemüht sich, ein Gleichgewicht zu halten zwischen Führung und Strukturiertheit einerseits und Respekt vor der Autonomie und Entscheidungsfreiheit des Betroffenen andererseits.

Das aktuelle Ereignis steht im Mittelpunkt der Intervention. Traumatisierte Menschen brauchen die Möglichkeit, in einer vertrauensvollen Atmosphäre möglichst viel über das Ereignis und alle damit verbundenen Implikationen sprechen zu können. Gleichzeitig darf der Betroffene keinesfalls dazu gedrängt werden, wenn er momentan nicht über das Erlebte reden will. Prinzipiell werden die Klienten ermutigt, ihre Gefühle zu äußern, ob es nun der Schmerz und die Verzweiflung über das Erlittene oder die Wut über das Unrecht sind. Man versucht alle Gefühle, besonders aber Scham- und Schuldgefühle, in einem psychodynamischen Zusammenhang zu verstehen (vgl. Kap. 2.4.4). Das Wiedergewinnen von Autonomie, Entscheidungsfähigkeit und Kontrolle über das eigene Leben ist ein entscheidender Schritt der Genesung. Bei der Stabilisierung hilft auch die gründliche Information und Aufklärung über die Art und den Sinn der Symptome. Das Vorgehen ist ich-stützend und lösungsorientiert. Die Ressourcen der traumatisierten Person werden aktiv unterstützt. Gezielte Stressbewältigung wird angeregt, körperliche Aktivität ist oft sinnvoll. Der Einsatz nonverbaler und präverbaler Techniken wie Imaginationen, Entspannungs- und Atemübungen oder die Arbeit mit kreativen Medien ist hilfreich, da die Betroffenen oft Schwierigkeiten haben, ihre Erfahrungen sprachlich auszudrücken. Eine

Überflutung der Betroffenen mit traumatischem Material muss aktiv verhindert werden, z. B. durch antidissoziative Techniken wie Grounding (Erden, Fest-am-Boden-Stehen, Körper abklopfen). Ansonsten könnte eine solche Überflutung retraumatisierend wirken. Angehörige werden in die Betreuung einbezogen.

Oft reicht bei Typ-1-Traumen (einmalige traumatische Ereignisse) die stabilisierende Arbeit aus, um die Verarbeitung des Traumas und eine zufriedenstellende Rückkehr ins Alltagsleben zu ermöglichen. Die dritte Phase des Trauerns und der Neuorientierung (siehe weiter unten) ist dann direkt anzuschließen. Danach kann die Krisenintervention beendet werden. Allerdings ist die Vereinbarung eines Nachsorgetermins sinnvoll, um sicherzugehen, dass es nicht zu einem Wiederauftreten der Symptome kommt.

Klingen die Symptome in einem Zeitraum von sechs bis acht Wochen nicht ab, sind weitere traumatherapeutische Interventionen notwendig. Meist werden solche den Rahmen einer Krisenintervention sprengen und eine Weitervermittlung an traumatherapeutisch geschulte Kollegen ist zu planen.

2. Phase: Erinnern und Rekonstruktion

Erst wenn ausreichende Ich-Stabilität erreicht ist, frühestens aber sechs bis acht Wochen nach dem Ereignis, kann mit dem genauen Erinnern und der Rekonstruktion des Traumas begonnen werden. Es stehen hocheffektive Methoden wie EMDR, verhaltenstherapeutische Konfrontationsmethoden, Bildschirmtechnik oder innerer Beobachter zur Verfügung (Reddemann & Sachsse, 1997, 1998; Lamprecht, 2000; Reddemann, 2001; Sachsse, 2004). Der Wirkfaktor der rekonstruktiven Arbeit besteht darin, dass eine Erfahrung gemacht wird, die dem Trauma ähnelt, sich gleichzeitig aber grundlegend vom ursprünglichen Ereignis unterscheidet. In einer geschützten Atmosphäre, begleitet von einem vertrauenswürdigen Therapeuten, kann der Betroffene erleben, dass er nicht mehr von den unerträglichen Affekten überwältigt wird. Ziel ist, die fragmentierten Erinnerungen mit den Gefühlen und den Körpersensationen zu einer einheitlichen Erfahrung zusammenzuführen und sie somit als Teil der eigenen Geschichte erleben zu können. Aus unerträglichen und unkontrollierten Intrusionen und Flashbacks sollen erträgliche und kontrollierbare Erinnerungen werden.

Anschließend folgt eine Phase des Trauerns, in der man sich mit Themen wie dem Verlust von Grundvertrauen oder von Idealen und Werten auseinandersetzen kann.

3. Phase: Neuorientierung

Im günstigsten Fall kann eine Neubewertung der eigenen Lebensvorstellungen, Lebensziele und Identität vorgenommen werden und wieder an das Leben vor dem Trauma angeknüpft werden. Dies ist ein Schritt vom ‚Opfer' zum ‚Überlebenden'.

Im eigentlichen Sinn ist die Heilung eines posttraumatischen Leidens nicht machbar. Es bleibt immer eine „Narbe der Gewalt" (Herman, 1993) zurück. Allerdings ist es manchmal möglich, dass der Betroffene der traumatischen Erfahrung einen Sinn in seinem Leben zuweisen kann. Es kann sein, dass durch den Bewältigungsprozess neue Ressourcen gefunden und mehr Kompetenz, das Leben zu bewältigen, entwickelt werden.

Fallbeispiel Frau B.:

Frau B., eine 43-jährige Beamtin, kommt zur Beratung, da sie mit einem – wie sie es ausdrückt – sehr dramatischen Ereignis nicht zurechtkommt. Ihr Ehemann hatte vor zwei Wochen einen Herzinfarkt erlitten. Er klagte zunächst über Magenschmerzen. Da sich sein Zustand nicht besserte, verständigte sie die Rettung. Unmittelbar nach deren Eintreffen hatte er plötzlich einen Herzstillstand, wurde reanimiert und mit einem Hubschrauber ins Krankenhaus gebracht. Es geht ihm mittlerweile besser, er wurde von der Intensivstation auf eine kardiologische Abteilung verlegt und es scheinen keine gravierenden Folgeschäden zu bestehen. Trotzdem ist sie voller Angst und Sorge; derzeit kann sie nicht alleine zu Hause schlafen, da sie immer wieder die schrecklichen Bilder ihres bewusstlosen Mannes vor Augen hat. Sie fühlt sich dann jedes Mal so, als ob sie die Situation ganz real wieder erleben würde. Während die Rettungsmannschaft ihren Mann reanimierte, hatte sie das Gefühl, erstarrt zu sein, es war, als ob sie neben sich stünde und sich selbst beobachtete. Die Realität schien eingefroren. Zeitweilig erlebt sie ihren Zustand immer noch so. Diese Reaktion beunruhigt sie und sie hat Angst davor, wie es sein wird, wenn ihr Mann nach Hause kommt. Sie übernachtet derzeit bei ihrer Schwester, schläft schlecht, ist unruhig und nervös. Mit der Betreuung ihres Mannes auf der Intensivstation war sie sehr zufrieden. Hilfreich war auch die Unterstützung durch einen Psychologen. Sie fühlte sich dadurch nicht alleine. Jetzt wurde ihr Mann auf die Normalstation verlegt, und dort fühlt sie sich mit ihren Ängsten vom Personal nicht ernstgenommen.

Sie hat einen großen Freundeskreis, der sehr unterstützend ist, und sie kann viel über das Geschehen reden. Das tut ihr gut, was sie überrascht, da sie sonst Probleme eher mit sich selbst ausmacht. Sie quält sich auch mit Schuldgefühlen. Sie meint, sie hätte die schon vorher bestehenden Beschwerden ihres Mannes nicht ernst genug genommen und ihn drängen sollen, einen Arzt aufzusuchen.

Kommentar: *Es handelt sich um eine posttraumatische Reaktion mit typischer intrusiver Symptomatik. Während des Ereignisses dürfte Frau B. in einem dissoziativen Zustand gewesen sein. Das Erstgespräch verläuft in einer offenen Atmosphäre. Die Klientin kann ihre Ängste, ihre Sorge und ihre Trauer ausdrücken und erlebt das als sehr erleichternd. Die Erklärungen des Therapeuten* *über posttraumatische Reaktionen und Symptome sind beruhigend. Sie kann dadurch das ‚befremdliche' Verhalten, das sie an sich beobachtet, verstehen und einordnen. Um die intrusiven Symptome besser beherrschen zu können, wird die Tresorübung angeleitet (siehe Kap. 7.2).*

Beim nächsten Kontakt, eine Woche später, geht es Frau B. deutlich besser, die intrusiven Symptome haben mit Hilfe der Imaginationsübung abgenommen. Auch Unruhe und Angst lassen nach. Ihr Mann wurde bereits entlassen, und sie kann wieder besser schlafen. Sie möchte wieder arbeiten, aber es fällt ihr noch schwer, ihren Mann alleine zu lassen. Der Therapeut bestärkt sie, die Normalität in ihrem Leben wiederherzustellen. Es wird besprochen, wie sie sich sicherer fühlen könnte: Sie vereinbart eine fixe Telefonzeit mit dem Ehemann und ein befreundeter Nachbar kümmert sich um ihn, wenn sie bei der Arbeit ist.

Zwei Wochen später findet das Abschlussgespräch statt. Ihr Zustand hat sich nochmals gebessert. Die Symptome sind abgeklungen. Sie beschäftigt sich jetzt im Sinne einer Trauerreaktion mit dem Ereignis. Es wird ihr bewusst, dass ein Stück Sicherheit im Leben verloren gegangen ist, die Sorge um ihren Partner ist nach wie vor groß. Für die Zukunft wünscht sie sich einen bewussteren Umgang mit der Beziehung und ihrem Leben.

7

Krisenintervention aus der Sicht unterschiedlicher therapeutischer Richtungen – Spezielle Interventionstechniken

Ein wesentliches Element psychosozialer Krisenintervention ist die Methodenflexibilität. Sofern der Therapeut den Eindruck hat, es könnte der Krisenbewältigung dienlich sein, können verschiedenste therapeutische Methoden zur Anwendung kommen. Je nach Indikation und angepasst an den therapeutischen Prozess verwendet man in der psychotherapeutischen Krisenintervention supportive ichstützende ebenso wie aufdeckende konfliktzentrierte Elemente. Somit kann psychotherapeutische Krisenintervention als Modellfall für einen schulen-übergreifenden, integrativen psychotherapeutischen Ansatz gesehen werden.

Aus didaktischen Gründen werden im Folgenden spezielle Interventionstechniken unter dem Gesichtspunkt der jeweiligen therapeutischen Strategie beschrieben (vgl. Stein, 2009). Daraus werden Überlegungen zu einem differenzierten Vorgehen abgeleitet. Methodenflexibilität darf nicht mit unkritischem Eklektizismus verwechselt werden. Spezielle Interventionstechniken sind nur dann indiziert, wenn man den Eindruck hat, sie könnten dem Klienten bei der Bearbeitung seines spezifischen Problems hilfreich sein. In den letzten Jahren wurden Techniken in den unterschiedlichsten therapeutischen Schulen (Dross, 2001; Riecher-Rössler, Berger, Yilmaz & Stieglitz, 2004) auf ihre Anwendbarkeit in der Krisenintervention hin überprüft (zur Arbeit mit Imaginationen in der Krisenintervention siehe Stein, 2012). Voraussetzung für die Arbeit mit spezifischen Techniken ist jedenfalls immer, dass der Therapeut Erfahrung und Routine in der Anwendung und Begleitung der angewandten Methoden hat. Für den noch wenig erfahrenen Therapeuten eignet sich Krisenintervention nicht als Übungsfeld. Einige der Methoden sind in unterschiedlichen Phasen der Krisenintervention und damit für verschiedene Zielsetzungen nutzbar, vieles überschneidet sich. Das bedeutet, dass bei der Anwendung der Techniken immer zu bedenken ist, in welcher Phase des Verarbeitungsprozesses der Klient sich aktuell befindet und welche individuellen Muster in der Krise zum Tragen kommen. Dies wiederum heißt, dass man im Vorgehen flexibel und am Prozess orientiert bleiben muss. Der Grad einer etwaigen Gefährdung, insbesondere einer Suizidgefährdung, muss so weit einschätzbar sein, dass man eine Zunahme der Einengung durch die Arbeit mit speziellen, eher konfrontierenden Methoden weitgehend ausschließen kann.

Merke: Bei der Anwendung spezieller therapeutischer Methoden muss der Therapeut in seinem Vorgehen immer flexibel und am Prozess orientiert sein.

7.1 Stabilisierung

Die rasche Wiederherstellung von Stabilität und Schutz ist das vordringlichste Ziel bei der Begleitung akuttraumatisierter Menschen. Durch ressourcenorientierte Arbeit können aber auch Menschen, die einen Verlust erlitten haben, so weit in ihrem Selbstwert und ihrer Identität gestützt werden, dass sie in der Lage sind, sich den emotionalen Belastungen der Trauerarbeit zu stellen. Stabilisierung bedeutet Stützung von Selbstwertgefühl und Identitätserleben sowie die Stärkung vorhandener innerer und äußerer Ressourcen und Werte, die auf Grund des durch die Krise ausgelösten inneren Chaos oft nicht mehr zugänglich sind. Man kann prinzipiell davon ausgehen, dass die meisten Menschen in ihrem Leben nicht nur negative Erfahrungen machen, das heißt, es gibt fördernde, wohltuende Erfahrungen, auf die man in schwierigen Lebenssituationen zurückgreifen kann (vgl. Rosenberg, 1998). Bei der Stabilisierungsarbeit hat der Therapeut häufig die Funktion eines Hilfs-Ich. Er vermittelt Zuversicht, nimmt eine ermutigende Haltung ein, ist aktiv in seinen Interventionen, präsent in der Begleitung, manchmal auch direkt strukturierend, um zusätzlichen Schaden abzuwenden.

Grundsätzlich wirken schon ein haltgebendes Beziehungsangebot und die Möglichkeit, über die Belastungen und die damit verbundenen Gefühle zu sprechen, stabilisierend.

Entspannungs- und Atemübungen sind für die Klienten hilfreich, die angespannt, ängstlich und unruhig sind oder nicht schlafen können. Die Reduzierung des Erregungsniveaus ist eine Voraussetzung dafür, dass sich der Betroffene aktiv und konstruktiv mit den Problemen auseinandersetzen kann. Verschiedene Entspannungsmethoden wie das Autogene Training (Tönnies, 2002; Wallnöfer, 1990) oder das Muskelentspannungstraining von Jacobson (Bernstein & Borcovec, 2000;

Tönnies, 2002) können hilfreich sein. Man muss sich bewusst sein, dass es in Krisen deutlich schwieriger ist, solche Methoden neu zu erlernen. Durch die aktive Anleitung einer derartigen Übung in der Therapiestunde können Betroffene aber die Erfahrung machen, endlich wieder einmal zur Ruhe zu kommen. Eine solch wohltuende Erfahrung ermutigt auch dazu, alleine zu Hause zu üben. Achtsamkeitsübungen (z. B. Reddemann, 2001) sind einfach zu vermitteln und eignen sich durch ihre Behutsamkeit besonders für akuttraumatisierte Klienten.

Krisen stellen eine ganz besondere Situation im Leben von Menschen dar. Der Therapeut versucht daher im Sinne einer Würdigung (Dross, 2001) zu vermitteln, dass der Krise in ihrer ganz individuellen Ausprägung eine besondere Bedeutung im Leben des Betroffenen zukommt. Diese Umdeutung der Krise ist im Sinne eines ‚Reframings' zu verstehen. Das Geschehen wird in einen anderen Sinnzusammenhang gebracht, es wird ihm eine neue Bedeutung gegeben, der Bezugsrahmen (‚frame') wird gewechselt. Das soll ermöglichen, andere Verhaltens- und Sichtweisen zu entwickeln. Selbst vergebliche Problemlösungsversuche können so als wichtiger Schritt im Sinne einer aktiven Anstrengung, mit einer schwierigen Situation fertigzuwerden, gewürdigt werden. Eine solche Umdeutung muss behutsam sein und darf nicht den Eindruck erwecken, der Therapeut würde die Situation nicht ernst nehmen.

Neben den klassischen imaginativen Verfahren (Katathym-Imaginative Psychotherapie, Hypnosepsychotherapie, Traumazentrierte Psychotherapie) arbeiten mittlerweile auch andere therapeutische Schulen, wie z. B. die Gestalttherapie, mit inneren Bildern. Mit Imaginationen können in der Krisenintervention unterschiedliche therapeutische Ziele verfolgt werden (Stein, 2012). Ein Vorteil von Imaginationen ist, dass sich die Arbeit nicht auf die sprachliche Ebene beschränkt, sondern das Ausprobieren neuer Erlebnismöglichkeiten auf allen Wahrnehmungskanälen mit den begleitenden Emotionen und sinnlichen Erfahrungen gefördert wird. Die Imaginationen werden je nach Belastungsgrad und Zustand des Klienten, mit oder ohne Entspannungssuggestion, als genau angeleitete Übungen angeboten oder in offener Form begleitet, sodass der Klient Gelegenheit hat, die Bilder selbst zu gestalten und zu verändern. So erhält er eine Möglichkeit zur Selbstberuhigung, zum Kraftschöpfen oder zum Probehandeln. Benötigt der Klient viel Sicherheit, ist es auch möglich, ohne Entspannungsvorgabe ein Gespräch über eine innere Vorstellung oder ein inneres Bild zu führen, gleichsam in Wortbildern zu denken: *„Sie haben gesagt, dass Sie sich nirgends mehr sicher fühlen. Wie könnte denn ein Ort aussehen, an dem Sie sich geschützt fühlen?"*

Imaginative Stabilisierungsarbeit (vgl. Reddemann, 2001, 2004; Reddemann & Stasing, 2013; Sachsse, 2004; Huber, 2003) soll einerseits eine Erfahrung von Sicherheit und Wohlbefinden bewirken und andererseits dabei helfen, Zugang zu den eigenen Ressourcen zu finden. Dazu eignen sich folgende Motivvorgaben: Der „sichere Ort“, eine Art gutes, nicht persönliches inneres Objekt (Reddemann & Sachsse, 1997), gibt Sicherheit und Vertrauen, ermöglicht die Erfahrung von Selbsttröstung und bewährt sich besonders bei akut traumatisierten Menschen, für die die Wiedergewinnung von Kontrolle über das eigene Leben zentral ist. Ähnliche Erfahrungen können die Motive „Ort zum Wohlfühlen“ oder „innerer Garten“ hervorrufen. „Innere Helfer oder Helferinnen“ bzw. „hilfreiche oder weise Gestalten“ sind Repräsentanten guter innerer Objekte. Sie vermitteln Trost und Rat. Sie wirken auch innerer Einsamkeit entgegen (Reddemann & Sachsse, 1997). „Innere Helfer“ können Personen, Tiere oder Kraftsymbole verkörpern.

Wenn Klienten in schweren Krisen oder nach einer akuten Traumatisierung vorübergehend den Kontakt zur Realität verlieren, z. B. durch dissoziative Zustände oder Panikattacken, muss der Therapeut sich bemühen, die momentan beeinträchtigten Ich-Funktionen wie Wahrnehmung, Denken, Abwehr, Fähigkeiten zur Selbst- und Beziehungsregulation (Schnyder & Sauvant, 2000) so weit zu stützen, dass der Klient wieder Kontakt zur Realität bekommt. Der Klient wird z. B. aufge-

Tabelle 13: *Stabilisierung*

- Entspannungsmethoden: Autogenes Training, Muskelentspannungstraining, Achtsamkeitsübungen, Atemübungen
- Würdigung der Krise, Reframing
- Imaginationen:
    - Der sichere Ort: *„Stellen Sie sich einen Ort vor, an dem Sie sich ganz sicher und geschützt fühlen.“* Eventuell: *„Geben Sie dem Ort eine Begrenzung Ihrer Wahl, die so beschaffen ist, dass nur Sie bestimmen können, welche Lebewesen an diesem Ort sein dürfen.“*
    - Innerer Helfer – hilfreiche Gestalt – weise Gestalt: Man kann den sicheren Ort hervorrufen und dazu anregen, an diesen Ort einen inneren Helfer oder einen inneren Begleiter oder eine weise Gestalt einzuladen. Man kann auch anregen, am Lebensweg zurückzugehen und nach einem inneren Helfer zu suchen.
    - Innerer Garten: *„Stellen Sie sich einen Garten vor. Sie können diesen Garten ganz nach Ihren Wünschen gestalten ...,* eventuell: *„Wie ist dieser Garten begrenzt?“*
    - Ein Ort zum Wohlfühlen: *„Stellen Sie sich einen Ort vor, an dem Sie sich ganz wohl und geborgen fühlen.“*
- Antidissoziative Techniken, Grounding, Realitätstraining

fordert aufzustehen, den Boden unter den Füßen zu spüren, durch den Raum zu gehen, aufzustampfen, Arme und Beine abzuklopfen oder das Gesicht zu reiben. Wenn der Klient verbal nicht erreichbar ist, muss er laut und entschlossen angesprochen werden, um den Kontakt wieder herzustellen: *„Frau X., Sie sind hier im Kriseninterventionszentrum in Wien, ich bin Herr Stein, Ihr Therapeut. Können Sie mich verstehen? Sehen Sie mich an."* Der Therapeut verhält sich in einer solchen Situation nicht empathisch, da die momentane Regression keinesfalls vertieft werden darf. Auch ein Ortswechsel kann hilfreich sein. Therapeut und Klient gehen gemeinsam ein paar Schritte außerhalb des therapeutischen Raums auf dem Gang oder vor dem Haus.

7.2 Distanzierung

Die Gefühle in der Krise, besonders aber nach traumatischen Ereignissen, können so überwältigend sein, dass Klienten sich ohne Hilfe nicht aus ihrer Einengung befreien können. Vergangenheit und Zukunft sind vom Trauma oder dem Krisengeschehen überschattet, positive Perspektiven fehlen. Dadurch sind Betroffene nicht mehr in der Lage, sich einen Überblick über die Situation zu verschaffen, rationale Überlegungen anzustellen und dementsprechend zu handeln. Der Klient muss dann darin unterstützt werden, einen inneren Abstand zur aktuellen Problematik herzustellen. Es soll ermöglicht werden, das Krisengeschehen aus der Distanz zu betrachten und die Situation zu reflektieren. Dabei steht die Unterstützung kognitiver Prozesse im Vordergrund. Bei Interventionen, die der Distanzierung dienen, verstärkt der Therapeut Affekte nicht, sondern achtet darauf, dass emotionale Distanz aufgebaut werden kann.

Die „Fünf Säulen der Identität" entstammen einem integrativen Identitätskonzept (Petzold, 1992), das auf kreative Weise diagnostische und therapeutische Elemente kombiniert. Es beschreibt fünf Lebensbereiche, durch die sich die Identität konstituiert und im weiteren Leben gestützt wird. Diese sind: Leiblichkeit – Soziales Netzwerk – Arbeit, Leistung, Freizeit – Materielle Sicherheit – Werte. Die einzelnen Bereiche werden mit dem Klienten gemeinsam erfasst und besprochen. Man kann sie auch in kreativer Form, z. B. durch eine Zeichnung, darstellen lassen. Die Krise wird in Bezug auf die betroffenen Dimensionen betrachtet. Dies ist ein kognitiver Prozess, der per se hilft, Abstand zu gewinnen. Welche Säulen sind noch relativ stabil und können Halt und Sicherheit geben, welche sind besonders betroffen, in welchem Bereich besteht unmittelbarer Handlungsbedarf? Zu erkennen, dass nicht alles im Leben von der Krise betroffen ist und dass Ressourcen vorhanden sind, die bei der Bewältigung hilfreich sein können, unterstützt die Distanzierung.

Die Arbeit mit hilfreichen Gestalten wurde bereits im Kapitel über Stabilisierung erwähnt (vgl. Kap. 7.1). „Innere Helfer oder Helferinnen“ können auch entwicklungsfördernde Impulse geben, indem sie als innere Dialogpartner bereitstehen und bei der Distanzierung helfen (Reddemann & Sachsse, 1997; Reddemann, 2001). Perspektivenwechsel (z. B. Betrachtung der Krise aus der Sicht einer anderen Person) und innere Dialoge ermöglichen einen Blick von außen auf das Krisengeschehen. Indem man über seine Situation nachdenken kann, wird die Dynamik von Hilflosigkeit und Ohnmacht vorübergehend unterbrochen. Durch den Reflexionsprozess werden unterschiedliche und widersprüchliche Aspekte des Krisengeschehens deutlich. Dadurch entsteht wieder Handlungsfähigkeit.

Mittels „Zeitprojektionen“ regt man einen Blick aus der Zukunft, wenn die Krise überwunden ist, auf die jetzige Situation an. Durch die Frage, was dazu geführt hat, dass die Krise überstanden ist, erschließen sich u. U. neue Problemlösungsstrategien und Ressourcen.

Auch durch das Führen eines Krisentagebuchs wird der Reflexionsprozess angeregt und intensiviert (Dross, 2001). Das Niederschreiben schwer auszudrückender Gedanken und Gefühle, etwa von Suizidideen, Rachewünschen oder Hass und Neid, kann sehr entlastend sein. Günstigenfalls kann der Klient mit Hilfe

Tabelle 14: *Distanzierung*

- Die fünf Säulen der Identität
- Dialog mit dem inneren Helfer oder einer weisen Gestalt bzw. die Betrachtung der Krise aus der Perspektive einer anderen Person: *„Stellen Sie sich vor, Sie würden einer weisen Gestalt (Ihrem inneren Helfer) begegnen, vielleicht möchten Sie sich mit dieser Person über Ihre jetzige Situation austauschen (vielleicht möchten Sie diese Person etwas fragen).“*
- Zeitprojektion: *„Stellen Sie sich vor, Sie würden in einem Jahr auf die jetzige Krise zurückblicken ...“*
- Krisentagebuch
- Schreiben fiktiver Briefe
- Tresorübung (nach akuter Traumatisierung): Es wird angeregt, belastende Vorstellungen (in Form von Videobändern, Fotos etc.) in einen Safe oder Tresor zu sperren, zu dem nur der Klient Zugang hat.

seines geschriebenen Textes auch über Gedanken und Gefühle, die ihm bisher schwer zugänglich waren, reden.

Trennungs- und Trauerprozesse können durch das Schreiben von Briefen an die verlorene Person unterstützt werden. Das unzensierte Schreiben ermöglicht, sich mit bisher nicht zugänglichen Gedanken und Gefühlen zu beschäftigen. Ob es sinnvoll ist, einen solchen Brief z. B. in Trennungskrisen tatsächlich an den Adressaten zu schicken, sollte in einem weiteren Schritt vom Klienten und Therapeuten gemeinsam überlegt werden.

Sind nach akuten Traumatisierungen die intrusiven Symptome, also Albträume und Flashbacks, nicht zu beherrschen, kann die Tresorübung dabei unterstützen, Bilder und Assoziationen, die momentan zu belastend sind, „wegzupacken" (Reddemann, 2001; Sachsse, 2004). Es ist also ein Vorgang des bewussten Verleugnens oder Abspaltens. In einem ersten Schritt wird angeregt, sich vorzustellen, belastende Gedanken, Assoziationen, Bilder und andere Sinneseindrücke auf ein Foto, einen Film oder eine Tonbandkassette zu projizieren. Diese werden anschließend in einen Safe oder Tresor, zu dem nur der Klient Zugang hat, gesperrt. Der Tresor sollte in einem Raum sein, der sich nicht im Wohnbereich des Klienten befindet und der ebenfalls versperrt wird.

7.3 Zugang zu den mit der Krise verbundenen Gefühlen

Es wurde bereits darauf hingewiesen, dass die Bearbeitung der emotionalen Bedeutung, die das Krisengeschehen für den Betroffenen hat, wesentlich für die konstruktive Bewältigung ist. Steht anfänglich eher die emotionale Entlastung im Vordergrund, geht es im weiteren Prozess vor allen Dingen darum, auch widersprüchliche Gefühle, die für den Betroffenen verwirrend und belastend sind, wahrnehmen, durchleben und einordnen zu können. In vielen Krisen kommt es vor, dass bestimmte Aspekte einer konflikthaften Beziehung (auch zu Verstorbenen) oder eines Problems bzw. jene Gefühle, die damit verbunden sind (z. B. Zorn, Schuld- oder Schamgefühle), abgewehrt werden müssen. Eine Studie von James und Gilliland (2001) bestätigt, dass die persistierende Abwehr emotionaler Reaktionen den Verlauf einer Krise negativ beeinflussen und potentielle Gefährdungen verstärken kann.

Oft nimmt der Therapeut während des Gesprächs die vom Klienten abgewehrten Gefühle als eine Stimmungsqualität oder als ein Gegenübertragungsgefühl wahr. Man muss dann entscheiden, ob man diese Stimmung aufgreift und benennt, unter Umständen aktiv die Abwehr bestimmter Gefühlsqualitäten anspricht oder zunächst abwartet und akzeptiert, dass der Klient über bestimmte Emotionen noch nicht sprechen kann. Diese Frage ist nicht allgemeingültig zu beantworten, sondern hängt ganz vom therapeutischen Prozess ab. Wie stets in der Krisenintervention geht es auch hier um die Balance zwischen Stützung und Konfrontation. Dies erfordert vom Therapeuten eine hohe Sensibilität.

Folgende Methoden können dazu beitragen, verdrängte, verleugnete oder abgespaltene Gefühle zugänglich zu machen, zu verdeutlichen und in ihrer Bedeutung zu verstehen: Es kann versucht werden, sich eine ‚aktuell vorherrschende Stimmung' genau beschreiben zu lassen, eventuell auch nach den damit verbundenen Körpersensationen zu fragen oder zu einer bestimmten Körperwahrnehmung (Verspannungen, Schmerzen) ein Gefühl assoziieren zu lassen. Volkan und Zintl (2000) beschreiben, dass sie Klienten, die einen Verlust erlitten haben, nach einem „linking object" (‚verbindendes Objekt') fragen. Dies ist ein Gegenstand, der den Klienten in besonderer Weise mit dem verlorenen Menschen verbindet. Diesen Gegenstand lässt man in die Therapiestunde mitbringen. Durch die Beschäftigung mit dem Gegenstand werden abgespaltene Gefühle spürbar und verkomplizierte Trauerprozesse können wieder in Gang kommen. In derselben Weise kann man ein solches Objekt oder auch ein Symbol (Stein, 2007), das man mit der verlorenen Person

Tabelle 15: *Zugang zu den Gefühlen, die mit der Krise verbunden sind*

- Die Stimmung des Gesprächs aufgreifen: *„Versuchen Sie wahrzunehmen, wie es Ihnen derzeit geht, welche Gefühle tauchen auf, wo spüren Sie diese Gefühle?"*
- Das Fehlen bestimmter Gefühle ansprechen
- Das aktuelle Gefühl mit den körperlichen Begleiterscheinungen genau beschreiben lassen
- Eine Körperwahrnehmung verdichten und das entsprechende Gefühl dazu auftauchen lassen
- Der verbindende Gegenstand oder das verbindende Symbol aufrufen: *„Stellen Sie sich einen Gegenstand oder ein Symbol vor, das Sie in besonderer Weise mit dem Verstorbenen oder der verlorenen Person verbindet."*
- Einen Lieblingsgegenstand des Verstorbenen bzw. der verlorenen Person (Lieblingsblume, Kleidungsstück etc.) beschreiben lassen
- Einen Lieblingsplatz des Verstorbenen oder einer verlorenen Person bzw. einen Ort, der für beide Bedeutung hatte, schildern lassen
- Arbeit mit Träumen und Imaginationen

verbindet, imaginieren lassen. Auch einen Lieblingsgegenstand oder den Lieblingsort eines Verstorbenen beschreiben oder imaginieren zu lassen, kann abgespaltene Gefühle zugänglich machen.

Träume, von denen Klienten berichten, geben oft Aufschluss darüber, an welchem Punkt des Verarbeitungsprozesses sich der Betroffene befindet. Bis dahin abgewehrte Gefühle tauchen auf, nicht bewusste Aspekte einer Krise werden verdeutlicht, und manchmal eröffnen sich in Träumen auch neue Perspektiven und Lösungsansätze. Besonders nach Verlusten ist es daher sinnvoll, aktiv nach Träumen zu fragen und diese erzählen zu lassen. In der Krisenintervention wird sich der Therapeut mit Deutungen, also Aussagen darüber, was die Träume seiner Meinung nach ausdrücken könnten, zurückhalten und sich mehr daran orientieren, was dem Betroffenen zum Trauminhalt einfällt. Sehr tiefgehende Deutungen von unbewusstem Material sprengen, sofern sie dem Klienten nicht unmittelbar zugänglich sind, den Rahmen einer Krisenintervention und könnten ihn unnötigerweise verunsichern und destabilisieren.

7.4 Klärung, Konfrontation und Problemlösung

Besonders bei Lebensveränderungskrisen steht die Verdeutlichung und Bearbeitung von Konflikten im Vordergrund. Ziel der Klärung ist, Verständnis für die neue und unklare Situation sowie die damit verbundenen bewussten und unbewussten, zum Teil widersprüchlichen Tendenzen, Erlebnisweisen, Erinnerungen und Emotionen zu entwickeln. Manchmal muss der Therapeut unter Berücksichtigung der Belastbarkeit des Klienten auch konfrontierend sein. Wenn es gelingt, Ängste, Behinderungen, Vermeidungen und Widerstände zu verstehen, kann konkreter an deren Beseitigung und an der Problemlösung gearbeitet werden. Copingstrategien können dann erweitert, differenziert und verändert sowie neue kreative Lösungen für Problemsituationen gefunden und anschließend durch Probehandeln versuchsweise umgesetzt werden.

Sowohl der Dialog mit dem inneren Helfer oder mit einer weisen Gestalt wie auch die Betrachtung der Krise aus einer anderen zeitlichen Perspektive können im Sinne der Klärung und Problemlösung genutzt werden (vgl. Kap. 7.2). Der Betroffene führt mit dem phantasierten Gegenüber ein virtuelles Gespräch über offene Fragen, Unklarheiten und neue Lösungsansätze. Das ermöglicht, unterschiedliche Seiten eines Konflikts abzuwägen oder einen neuen Problemansatz nochmals auf seine Sinnhaftigkeit zu überprüfen. Auch unklare Aspekte einer Beziehung können deutlicher werden.

Rollenspiele bieten die Möglichkeit, eine Konfrontation mit einem realen Konfliktpartner (z. B. dem Vorgesetzten oder dem Partner) zu antizipieren. Ebenso kann eine problematische, angstbesetzte Situation (z. B. eine Prüfung) vorgestellt und probeweise durchgespielt werden. Wahlweise übernimmt der Betroffene unterschiedliche Rollen und damit unterschiedliche Perspektiven. Je nach Problemlage überlegt der Klient, was er einer Person mitteilen oder welche offenen Fragen er ansprechen möchte. Die Situation kann immer wieder in unterschiedlichen Varianten durchgespielt werden, bis sich eine befriedigende Lösung ergibt. Ein Lösungsansatz muss aber sowohl dem Betroffenen als auch dem Therapeuten realistisch und angemessen erscheinen, bevor er in der Realität umgesetzt wird. Wenn man negative Reaktionen der Person befürchtet, mit der der Konflikt besteht, sollen die Vorstellungen dazu ausphantasiert und genau besprochen werden (vgl. Fallbeispiel in Kap. 1.1 Herr K.). Im Sinne einer Desensibilisierung werden diese in der realen Situation dann unter Umständen weniger unangenehm empfunden, Kränkungen können besser ertragen und dadurch die unter Umständen vorhandenen destruktiven Impulse besser beherrscht werden.

Auch in Imaginationen kann die Begegnung mit einer Symbolgestalt, dem realen Konfliktpartner oder dem verlorenen Menschen angeregt werden. Je nach Problemlage kann der Klient in einen inneren Dialog treten, offene Dinge aussprechen oder sich überlegen, was er dieser Person noch mitteilen will. Es kann auch Abschied (nach Todesfällen und Trennungen) genommen werden.

Widersprüchliche innere Tendenzen und Ambivalenz können durch die Auseinandersetzung mit unterschiedlichen Persönlichkeitsanteilen, Bedürfnissen oder Zielvorstellungen, denen im Gespräch oder in einer Imagination eine Gestalt gegeben wird, verdeutlicht und bearbeitet werden (Dorrmann, 1991; Ladenbauer, 2000). Die Gestalten können z. B. auf einen leeren Stuhl projiziert oder imaginiert werden. Im Gespräch sollen alle Anteile zu Wort kommen und in der Auseinandersetzung die kognitive wie auch die emotionale Ebene Platz haben. Durch das Verständnis, dass alle beteiligten Persönlichkeitsanteile und die durch sie ausgedrückten Bedürfnisse eine wichtige Funktion haben, kann ein Kompromiss gefunden werden, der den widersprüchlichen Tendenzen gerecht wird. Lösungsmöglichkeiten können ausgehandelt oder eine Seite dazu bewegt werden, ihre Wünsche und Bedürfnisse für den Moment zurückzustellen. Diese Methode ermöglicht auch Einsicht in die vor- und unbewussten Motive, die unser Handeln in einer derartigen Situation leiten.

Tabelle 16: *Konfrontation, Klärung und Problemlösung*

- Copingstrategien erweitern, differenzieren und verändern
- Innerer Dialog mit einer weisen Gestalt oder einem innerem Beistand: *„Stellen Sie sich vor, Sie würden einer weisen Gestalt begegnen, vielleicht möchten Sie diese Person um Hilfe oder Rat in Ihrer jetzigen Situation bitten."*
- Zeitprojektion: *„Stellen Sie sich vor, Sie würden in einem Jahr auf die jetzige Zeit (Krise) zurückblicken ..."*
- Rollenspiel: Begegnung mit dem realen Konfliktpartner oder dem verlorenen Menschen, Einstellen einer problematischen Situation, Rollentausch
- Arbeit mit Anteilen: verschiedenen Aspekten und Tendenzen eines Konflikts wird Gestalt gegeben (leerer Stuhl)
- Arbeit mit Träumen

8

Krisenintervention im Wandel

8.1 Einleitung – Eine sich wandelnde Welt

Wir leben in einer Welt, die sich überaus rasch verändert. Der wirtschaftliche Umbruch, insbesondere die Dominanz neoliberaler Ideen und seine Auswirkungen auf die öffentlichen Haushalte und die Arbeitswelt, der technologische Fortschritt, neue Medien, veränderte Geschlechterrollen, die steigende Lebenserwartung, die dazu führt, dass man heute in den westlichen Industrienationen mit einer zunehmend älter werdenden Bevölkerung konfrontiert ist, Migrationsbewegungen – all das verändert die Beziehung des Menschen zu sich selbst, zu seinen Mitmenschen und zur Gesellschaft. Auf jene beiden Kernbereiche des Lebens, Partnerschaft und Arbeitsleben, mit denen man in der Kriseninterventionsarbeit besonders häufig zu tun hat, haben diese Veränderungen erheblichen Einfluss. Die Forderung nach erhöhter ‚Mobilität' sowie ‚Flexibilität' und damit verbunden die Abnahme von stabilen Beziehungen stellen viele Menschen vor große Probleme. Die Krisen, mit denen man im klinischen Alltag konfrontiert wird, sind komplexer geworden und häufiger als früher sind relativ rasch mehrere Bereiche des Lebens betroffen. Beziehungsprobleme etwa ziehen Probleme am Arbeitsplatz und im gesamten sozialen Gefüge nach sich. Die Politik des Sparens in den öffentlichen Haushalten und die damit verbundenen Einschnitte in Gesundheits- und Sozialprogramme haben dazu geführt, dass die sozialen Auffangnetze weniger tragfähig sind als noch vor einigen Jahren.

Auch die Arbeitswelt hat sich stark verändert und man kann beobachten, wie an vielen Arbeitsplätzen der Druck und die Unsicherheit steigen und damit auch die Angst um den Arbeitsplatz. Auf der anderen Seite sind immer mehr Menschen diesem Druck nicht mehr gewachsen, verlieren ihren Arbeitsplatz und haben größte Schwierigkeiten, einen neuen zu finden. Arbeitslosigkeit ist in aller Regel keine ‚soziale Hängematte', sondern bedeutet meist den Verlust der ökonomischen Sicherheit, verbunden mit massiven Einkommenseinbußen bis hin zu manifester Armut. Sie betrifft nicht nur den arbeitslosen Menschen selbst, sondern hat Auswirkungen auf seine Familie und Umwelt. Viele Menschen, die arbeitslos sind, verlieren das Vertrauen in eigene Fähigkeiten und ein stabiles und sicheres Bewusstsein der eigenen Identität geht verloren. Sie sind besonders krisenanfällig, und je länger die Arbeitslosigkeit andauert, desto eher besteht das Risiko, dass sich psychische Erkrankungen wie Depressionen und Suchterkrankungen entwickeln (Jahoda, Lazarsfeld & Zeisel, 1933/1980; Barwinski-Fäh, 1990, 1995; von Ekesparre, 2000).

Die WHO warnte Ende 2008 davor, dass die Wirtschaftskrise zu einem Anstieg der Suizide führen könnte. 2009 veröffentlichte *The Lancet* eine Studie von David Stuckler und Sanjay Basu u. a. über den Einfluss von Wirtschaftskrisen auf die Gesundheit, die angesichts der jetzigen Situation große Aktualität hat. Die Autoren haben in einer Korrelationsanalyse von Wirtschafts- und Gesundheitsindikatoren unter anderem die Entwicklung der Suizidzahlen als Indikator für die psychische Gesundheit herangezogen. Sie kamen zum Schluss, dass eine Erhöhung der Arbeitslosigkeit um ein Prozent zu einem Anstieg der Suizidrate der unter 65-Jährigen um 0,8 % führt. Das bedeutet für den gesamten EU-Raum bis zu 500 Suizide mehr pro Jahr. Ähnliche Ergebnisse verzeichneten sie auch für die Zahl der Morde.

Die Daten stammen aus den gegenwärtig 27 EU-Staaten über den Zeitraum von 37 Jahren von 1970 bis 2007. Dieselbe Forschergruppe hat eine Überprüfung dieser Prognosen in Bezug auf die weltweite Wirtschaftskrise 2008 vorgenommen (Stuckler et al., 2011). Sie fanden heraus, dass sich der stetige Abwärtstrend der Suizidraten, den man in den EU-Staaten ab Mitte der 80er-Jahre feststellen konnte, mit der Wirtschaftskrise sofort umkehrte, besonders in den alten Mitgliedsstaaten. Von 2007 auf 2008 stieg dort die Zahl der Suizide um 7 %, in den neuen EU-Ländern um 1 %, dieser Trend setzte sich in den Folgejahren fort. Besonders dramatisch war der Anstieg in den Staaten mit den größten wirtschaftlichen Problemen, wie Griechenland mit 17 % und Irland mit 13 %. Es gibt bei den Suizidzahlen natürlich keine einfache Kausalität, aber es sind Ergebnisse, die bedenkenswert sind. Außerdem beschreiben die Autoren eine Vielzahl weiterer dramatischer negativer Auswirkungen der Sparprogramme im Gesundheits- und Sozialwesen (Stuckler & Basu, 2014). Umgekehrt stellen sie auch fest, dass stabile soziale Netze, ein guter sozialer Zusammenhalt und aktive Arbeitsmarktpolitik negative Auswirkungen von Wirtschaftskrisen mildern oder sogar ganz verhindern können (z. B. in den skandinavischen Ländern oder in Österreich).

Derartige gesellschaftliche Veränderungen sind also für viele Menschen äußerst verunsichernd, besonders – aber nicht nur – für jene, die unterprivilegiert und sozial benachteiligt sind, und haben dramatische Auswirkungen auf deren Leben. Zusätzlich kann man beobachten, dass es einen immer größer werdenden Teil der Bevölkerung gibt, der am Wohlstand nicht teilhat und marginalisiert wird. So konnte man im Oktober 2014 in einem Artikel der deutschen Wochenzeitung *Die*

Zeit vom 10.10.2014 lesen (Baurmann, 2014), dass 40 % aller alleinerziehenden Mütter in Deutschland von Harz IV leben. In diesem Artikel wird auch beschrieben, welch dramatische Auswirkung dies auf das Leben der Betroffenen und ihrer Kinder hat. Gleichzeitig nimmt weltweit die Ungleichverteilung der Vermögen weiterhin zu (vgl. die Tageszeitung *Der Standard* vom 9.12.2014).

Da es sich um ein gesamtgesellschaftliches Problem handelt, ist es unabdingbar, dass ursächliche Lösungen auf der politischen und wirtschaftlichen Ebene gefunden werden. Ungleichheit, sagt der britische Sozialwissenschaftler Richard Wilkinson (2009), ist die Ursache vieler sozialer Probleme. Seiner Meinung nach hat kein anderer Faktor so fundamentale Auswirkungen auf das gesellschaftliche Glück.

Kriseninterventionsarbeit hat immer besonders nahe an jenen Problemen und Konflikten zu sein, mit denen sich Menschen in einer sich wandelnden Welt auseinandersetzen müssen. Wir sind unmittelbar mit den Folgen gesellschaftlicher Umbrüche konfrontiert und daher sollten wir auf diese Probleme aufmerksam machen und so unseren Teil dazu beitragen, dass die eklatante Ungleichheit nicht weiter zunimmt und den Menschen, die in negativer Weise von diesen Umbrüchen betroffen sind, geholfen wird.

8.2 Identität und Selbstwert

In einem komplexen Zusammenspiel gesellschaftlicher und individueller Faktoren scheint es, dass die innerpsychische Krisenbewältigung für viele Menschen schwieriger geworden ist. Dies kann man darauf zurückführen, dass die Ausbildung einer stabilen Identität und eines stabilen Selbstwertgefühls komplexer geworden ist.

Der amerikanische Soziologe Richard Sennet (2000, S. 31) fragt: „Wie kann ein Mensch in einer Gesellschaft, die aus Episoden und Fragmenten besteht, seine Identität und Lebensgeschichte zu einer Erzählung bündeln?" Er meint, dass der kurzfristig agierende Kapitalismus besonders jene Charaktereigenschaften, die Menschen aneinander binden und dem Einzelnen ein stabiles Selbstwertgefühl vermitteln, bedroht. Die Folge ist eine Zunahme narzisstischer und Identitätsstörungen. Menschen mit labilem Selbstwertgefühl und einer nicht hinreichend gefestigten Identität fehlt aber ein gutes Fundament für die Bewältigung von Krisen.

Die Fähigkeit der Menschen von ihrer eigenen Existenz zu wissen und über sich selbst nachzudenken, also ihre Fähigkeit zur Selbstreflexion, ist ein zentrales

Kennzeichen des Menschseins. Die Gesamtheit der inneren Bilder, die ein Mensch von sich hat, konstituiert sein Selbst. Im Selbstidentitätssystem kann man den Bereich der Regulation von Selbstwertgefühl (Narzissmus) und den Bereich der Selbstidentität unterscheiden (Hoffmann, 2007). Eine gelungene Identitätsbildung mit hinreichender Kontinuität und Kohäsion führt zu einem Gefühl des Wohlbefindens und der Sicherheit. Sind die Selbstrepräsentanzen aber widersprüchlich und inkohärent, zieht dies häufig Konflikte mit entsprechenden Unsicherheits- und Unlustgefühlen nach sich.

Auch in Krisen kommt es oft zu Selbstkonflikten und damit zu einer Identitätsdissonanz. Das Selbst stellt ein dynamisches System dar und steht in ständiger Wechselwirkung mit der Umwelt. Der Selbstwert entsteht aus der kognitiven und affektiven Bewertung der eigenen Person, aus der sich dann das emotionale Konstrukt des Selbstwertgefühls entwickelt.

Eine gesunde Form der Selbstbewertung als Ausdruck eines guten Selbstwertgefühles könnte folgendermaßen lauten: „Ich bin ein abgegrenztes, auf andere bezogenes Wesen mit individuellen Gefühlen, Empfindungen und Reaktionen" (Schröder-Abé & Schütz, 2007).

Mentzos (1996) hat mit seinem Zwei-Konten-Modell ein anschauliches Konzept vorgestellt, wie sich die Selbstwertregulation begreifen lässt. Er spricht von einem Grundkapital-Konto – sozusagen die narzisstische Basis des Selbstwertgefühls –, gefüllt mit den Erfahrungen des Urvertrauens und der Sicherheit aus der guten Bemutterung und Spiegelung der Kindheit. Das zweite Konto enthält die Anerkennungen und Über-Ich-Gratifikationen für erbrachte Leistungen. Aus diesem Konto müssen auch die Kosten finanziert werden, die sich aus den Anforderungen und Pflichten des Lebens ergeben. Besonders in Zeiten von Lebenskrisen, Kränkungen, Verlusten, Trennungen etc. weist dieses Konto oft einen negativen Saldo auf und man muss auf das Grundkapital zurückgreifen. Mit einem guten Grundkapital – einem gesunden Narzissmus – lassen sich natürlich Krisen in der Regel besser bewältigen (Mentzos, 1996).

Meine These ist, dass es auch wegen der erwähnten gesellschaftlichen Veränderungen immer schwieriger wird, das zweite Konto ausreichend zu füllen, um für Krisenzeiten gut gerüstet zu sein. Da man seine Umwelt benötigt, um Bestätigung und Anerkennung zu erhalten, muss es also zu Störungen kommen, wenn Arbeits- und Beziehungsverhältnisse weniger verbindlich und instabiler werden. Sennett sagt dazu: „Nichts Langfristiges desorientiert auf lange Sicht jedes Handeln, löst die Bindungen von Vertrauen und Verpflichtung und untergräbt die wichtigsten Elemente der Selbstachtung" (Sennet, 2000, S. 38). Individuelle Krisen mit ihren sehr unterschiedlichen Auslösesituationen können gesellschaftliche Verhältnisse sichtbar machen. Veränderungsprozesse erfahren unter Umständen im Individuum ihre krisenhafte Zuspitzung (Stromberger, 1990) und dessen Destabilisierung hat wiederum Auswirkungen auf die Gesellschaft.

8.3 Die Veränderung der Kriseninterventionsarbeit

Die in den beiden vorangegangenen Kapiteln skizzierten gesellschaftlichen wie individuellen Veränderungen haben auch für die praktische Kriseninterventionsarbeit einige Konsequenzen, die in der Folge beschrieben werden. Eine wesentliche Veränderung besteht darin, dass sich der ursprünglich von sozialpsychiatrischen Prinzipien geprägte Ansatz zu umfassenderen Konzepten, die auch verstärkt psychotherapeutische Überlegungen einbeziehen, weiterentwickelt und damit deutlich erweitert hat.

Einige dieser Weiterentwicklungen wurden in den vorangegangenen Kapiteln bereits ausführlich dargestellt. So wurde in Kapitel 4 der Frage der Beziehungsgestaltung nachgegangen. Es ist auch deutlich geworden, dass neben den in Kapitel 5 aufgeführten allgemeingültigen Grundprinzipien der Krisenintervention bei spezifischen Problemstellungen unterschiedliche Interventionsschwerpunkte zu setzen sind, um betroffene Menschen adäquat unterstützen zu können. Dies kann mit den Krisenanlässen, mit der spezifischen Gefährdungssituation, mit der Altersgruppe oder mit der Art des Settings zu tun haben.

Auf einige der Themen wurde bereits in den vorangegangenen Kapiteln eingegangen, eine ausführliche Beschäftigung mit allen Schwerpunkten würde den Rahmen dieses Buches allerdings sprengen (siehe dazu Stein, 2009). Exemplarisch sollen noch zwei weitere Themen aufgegriffen werden, die besonders deutlich machen, wie unverzichtbar eine flexible Haltung in der theoretischen wie praktischen Krisenintervention ist, um Konzepte und Vorstellungen an die gesellschaftlichen Veränderungen und vor allen Dingen an die Bedürfnisse der Betroffenen anzupassen. Dies erfordert auch Zugangsweisen abseits traditioneller therapeutischer Arbeit. Es geht dabei einerseits um eine lange Zeit vernachlässigte Zielgruppe, nämlich die der älteren Menschen, und andererseits um die Frage, wie wir jenen Menschen begegnen sollen, die nicht in der Lage oder willens sind, Kriseninterventionsstellen telefonisch oder persönlich zu kontaktieren. Um diese Menschen zu erreichen, ist ein Angebot der Kontaktaufnahme über neue Medien eine äußerst wichtige Ergänzung zu den herkömmlichen Beratungsformen. Ich werde versuchen, Chancen wie auch Risiken, die mit diesen Veränderungen verbunden sind, darzustellen.

8.4 Krisenintervention und Suizidprävention bei älteren Menschen

8.4.1 Grundsätzliche Überlegungen

Der ältere Mensch ist gefordert, die Ordnung des Lebens mit jener des Todes zu verbinden (Kruse, 2009). Erikson (1966) spricht von „Generativität" als der Fähigkeit, eigene Erfahrungen und Fertigkeiten an die nächste Generation weiterzugeben, und von Integrität als Ziel geglückter Bewältigung der Entwicklungskrise des höheren Lebensalters (vgl. Kap. 2.4.3). Es gilt, aufbauend auf der eigenen Identität und ausgerüstet mit den vielen Erfahrungen und Problemlösungsstrategien, die man sich im Laufe eines langen Lebens erworben hat, jene Entwicklungschancen, die auch das Älterwerden mit sich bringt, zu nutzen. So sollte es schließlich möglich sein, das Alter und die damit verbundenen Einschränkungen und Verluste anzunehmen. Dies verspricht ein bis ins hohe Alter zufriedenstellendes Leben, wie es viele Menschen tatsächlich führen. Als Gegenpol spricht Erikson vom „Lebensekel". Wenn der Integrationsprozess misslingt, verarbeiten ältere Menschen die sich häufenden, manchmal aber auch nur gedanklich antizipierten Verlusterlebnisse als massive Kränkungen, die das Selbstwertgefühl verletzen oder zerstören.

Dies trägt zur außergewöhnlich hohen Suizidrate älterer Menschen – insbesondere älterer Männer – in Mitteleuropa bei und zwingt dazu, sich verstärkt mit den gesellschaftlichen Entwicklungen und Problemen zu beschäftigen, die damit verbunden sind, dass man heute in den westlichen Industrienationen auf Grund der steigenden Lebenserwartung mit einer zunehmend älter werdenden Bevölkerung konfrontiert ist. Die Gesellschaft als Ganzes ist gefordert, Konzepte im Gesundheits- und Sozialsystem zu entwickeln, die ältere Menschen in ihren spezifischen Problemen unterstützen und dabei auch flexibel auf individuelle Lebensentwürfe Rücksicht nehmen.

Man darf dabei nicht übersehen, dass ältere Menschen keine homogene Gruppe darstellen. Das Alter umfasst eine Lebensspanne von über 40 Jahren. Der Gesundheitszustand, die ökonomischen Möglichkeiten, die soziale Einbindung, unterschiedliche Werthaltungen und Lebensstile differenzieren diese Gruppe. Während sich einerseits die Lebensbedingungen der Menschen im dritten Lebensalter (d. h. der 60–75-Jährigen) in den letzten Jahren ständig verbessert haben, steigt im ‚vierten Lebensalter' (über 75-Jährige) das Risiko deutlich an, bestimmten Belastungen wie Verlusten von Partnern und Freunden, schwerer Krankheit oder Behinderung, begleitet von entsprechenden Einschränkungen, ausgesetzt zu sein (Kruse, 2009).

8.4.2 Krisen älterer Menschen

Viele Menschen werden mit zunehmendem Lebensalter verstärkt mit belastenden Lebensereignissen konfrontiert. Sie verlieren ihnen nahestehende Personen oder fühlen sich durch die Diagnose einer schweren Krankheit bedroht. Viele Krisen werden aber auch durch veränderte Lebensumstände, die subjektiv als belastend erlebt werden, ausgelöst. Dazu gehören Schwierigkeiten in Beziehungen, Ausscheiden aus dem Berufsleben und der damit verbundene Verlust von Bedeutung und Einfluss.

Zunehmende körperliche Beeinträchtigungen führen zu Einschränkungen, die die Bewältigung des Alltags erschweren und steigende Abhängigkeit bewirken (z. B. Minderung oder Verlust der Sehschärfe bis hin zur Erblindung, Minderung und Verlust des Gehörs, chronischer Schmerz, Bewegungseinschränkungen und Lähmungen, Störungen der Ausscheidungsfunktion [Inkontinenz] und Stürze bzw. Angst vor einem Sturz). Pflegebedürftigkeit ist offenbar eine jener Einschränkungen des hohen Lebensalters, die von Betroffenen am meisten gefürchtet wird. Alarmierend ist die Tatsache, dass eine nicht unbeträchtliche Anzahl von Menschen, die in eine Pflegeeinrichtung übersiedeln müssen, im ersten Jahr nach dem Einzug sterben (Schmidtke et al., 2009). Dieser oft nicht freiwillige, sondern durch die Umstände erzwungene Wohnortwechsel stellt eine massive Zäsur im Leben der Betroffenen dar und wird im Vorfeld viel zu wenig als potentieller Krisenauslöser beachtet. Soziale Probleme, finanzielle Sorgen und besonders zunehmende Isolation sowie die damit einhergehenden intensiven Gefühle von Einsamkeit sind weitere Auslöser für Krisen und Verzweiflung. Besonders bei älteren Männern findet man in diesen krisenhaften Situationen ein hohes Maß an Hoffnungslosigkeit und Resignation und dementsprechend eine geringe Bereitschaft, beratende oder psychotherapeutische Hilfe anzunehmen.

Das eigene Leben selbstständig und unabhängig von der Hilfe anderer bewältigen zu können, ist in der Vorstellung vieler Menschen unerlässlich für Wohlbefinden und Zufriedenheit. Gerade im Alter muss aber zunehmend mit der Einschränkung von Möglichkeiten und Fähigkeiten bis hin zur Pflegebedürftigkeit gerechnet werden. Der tatsächliche oder vermeintliche Verlust der Selbstständigkeit kann als massive Kränkung erlebt werden, die Gefühle von Ohnmacht, Abhängigkeit und Wut auslöst und die eigene Identität in Frage stellt. Man spricht von einer narzisstischen Krise (Kap. 2.4.6). Die Unzufriedenheit mit dem eigenen Leben und die Selbstverachtung lassen ältere Menschen dann unter Umständen verzweifeln.

Bei schweren und fortschreitenden körperlichen Erkrankungen, z. B. bei Krebs-, Nieren- und neurologischen Erkrankungen, kommt es öfter am Beginn, insbesondere nach der Diagnosestellung, zu krisenhaften Entwicklungen mit Suizidgefahr, seltener in späteren Phasen. Die Phantasien über befürchtete Folgen der Erkrankung bestimmen zu diesem Zeitpunkt in bedrohlicher Weise das innere Erleben und können zu Gefühlen von Auswegs- und Hoffnungslosigkeit und auch zu suizidalen Entwicklungen führen. Zu beachten ist auch, dass häufig eine Komorbidität mit Depressivität besteht.

Viele Menschen verfügen aber über eine große Anpassungsfähigkeit sowie gute Ressourcen und lernen auch schwerwiegende Veränderungen zu akzeptieren und können einen Sinn in ihrem Leben bewahren. Dazu trägt insbesondere eine adäquate Unterstützung durch ihr Umfeld bei.

8.4.3 Krisenintervention im Alter

Bei der Krisenintervention älterer Menschen gelten grundsätzlich dieselben Grundprinzipien wie bei Menschen anderer Altersgruppen. Es sind aber einige Besonderheiten und Schwierigkeiten zu beachten. So können sich z. B. bei der Beziehungsaufnahme erhebliche Probleme ergeben.

Grundsätzlich nehmen ältere Menschen Kriseneinrichtungen wie auch andere psychosoziale Hilfsangebote selten in Anspruch. Warum ist das so? Angebote von Kriseneinrichtungen sind schon auf Grund der räumlichen Distanz eher auf die Bedürfnisse jüngerer Menschen ausgerichtet. Viele ältere Menschen kennen die Angebote gar nicht oder fürchten immer noch Stigmatisierung, wenn sie psychosoziale Hilfe in Anspruch nehmen. Zudem haben sie häufig Schwierigkeiten damit, die Hilfe fremder Personen zu akzeptieren. Gerade wenn der Psychotherapeut erheblich jünger ist, kann es sein, dass zunächst Misstrauen und Abwehr überwiegen. Dabei können auch unbewusste Übertragungen von Anteilen der Beziehung zu Kindern eine Rolle spielen, besonders dann, wenn diese Beziehungen konfliktreich sind. Nicht selten äußert sich die Skepsis in Form eines Vorwurfs an den Therapeuten, er könne dem Klienten ohnehin nicht helfen. Das kann dazu führen, dass sich der Therapeut hilflos und inkompetent fühlt. In diesen Gegenübertragungsgefühlen spiegelt sich oft die spezifische Psychodynamik des Klienten wider, der resigniert hat und sich selbst hilflos und ohnmächtig fühlt. Diese Psychodynamik gilt es zu verstehen, und es bedarf besonderer Sensibilität im Umgang mit den dahinterliegenden Gefühlen. Scham- und Schuldgefühle, Versagensängste, Gefühle von Hoffnungslosigkeit und Resignation müssen sorgfältig exploriert und behutsam angesprochen werden. Vertrauensbildend ist auch, wenn der Therapeut glaubhaft vermitteln kann, interessiert an den speziellen Problemen des Älterwerdens zu sein.

Schwierig kann auch die Diagnostik der Suizidgefährdung sein. Die Suizidhinweise bei älteren Menschen sind oft weniger deutlich als bei jüngeren Menschen und werden leichter übersehen. Auch hier bedarf es bei der Exploration einer besonderen Sensibilität seitens des Therapeuten. Man sollte auch vagen Gegenübertragungsgefühlen wie Sorge und Beunruhigung nachgehen, nach dem allgemeinen Befinden und den Zukunftsperspektiven fragen, und wenn sich der Verdacht einer akuten Gefährdung erhärtet, Verzweiflung, Hoffnungslosigkeit und konkrete Suizidphantasien offen ansprechen. Ältere Menschen sind in ihren Suizidabsichten oft entschlossener, sie planen den Suizid daher klarer und erwägen weniger Alternativen. Auffallend ist in diesem Zusammenhang, dass es unter den suizidgefährdeten Männern generell einen besonders hohen Anteil an Geschiedenen, Verwitweten und Alleinlebenden gibt. Verwitwete ältere Männer haben im Vergleich zur männlichen Gesamtbevölkerung ein 2,5-fach erhöhtes Risiko, im Jahr nach dem Tod der Partnerin an einem Suizid zu sterben (vgl. Wilkening, 1997). Bei großer Einsamkeit und Isolation, aber auch bei Konflikten innerhalb des Bezugssystems kann man nicht auf die Unterstützung des sozialen Umfeldes bauen, und man muss bei akuter Gefährdung eher eine Fremdunterbringung in Erwägung ziehen. Gleichzeitig muss aber beachtet werden, dass ein Ortswechsel oft eine zusätzliche Destabilisierung für ältere Menschen bedeutet.

Akut quälende Symptome sollten rasch behandelt werden. Bei älteren Menschen sind dies oft auch körperliche Symptome, sodass sich die Kooperation mit einem Allgemeinmediziner bewährt. Nach wie vor stellt es ein Problem dar, dass Depressionen im höheren Lebensalter oft unerkannt und damit unbehandelt bleiben. Eine antidepressive Medikation muss speziell auf die Situation des älteren Menschen abgestimmt werden. Vor allen Dingen ist zu beachten, dass das Nebenwirkungsprofil von Psychopharmaka bei älteren Menschen auch auf Grund der Multimorbidität anders und damit schwieriger einzuschätzen ist. Es kann also Sinn machen, für die medikamentöse Behandlung gerontologisch erfahrene Psychiater hinzuziehen.

In der Folge steht das auf die aktuelle Situation bezogene Handeln und Management im Vordergrund. Eventuell sind zusätzlich akut fürsorgliche Maßnahmen, sofern möglich die Einbeziehung der Umwelt, Sachhilfen und die Organisation konkreter Unterstützung im Alltag notwendig. Eine ausreichende Kenntnis von Hilfsmöglichkeiten für ältere Menschen in der jeweiligen Region ist dabei von Nutzen. Im weiteren Verlauf gilt es, die hinter dem aktuellen Anlass verborgene eigentliche Ursache der Verzweiflung zu verstehen. Oft geht es um eine zentrale, sich möglicherweise wiederholende Kränkung. Wenn es lebenspraktische Schwierigkeiten gibt, sollte an konkreten Problemlösungen gearbeitet werden, indem die Problembewältigungsmöglichkeiten des Betroffenen aktiviert oder, falls notwendig, neue Copingstrategien entwickelt werden. Man darf nicht übersehen, dass viele ältere Menschen auf Grund ihrer Lebenserfahrung in manchen Krisensituationen über bessere Bewältigungsstrategien verfügen als jüngere Menschen. Man muss bei der Unterstützung älterer Menschen also sowohl die Risiken, die das Älterwerden in sich trägt, berücksichtigen als auch die Kompetenz und die Entwicklungschancen älterer Menschen nutzen. Nicht selten geht es für den älteren Menschen auch darum, Bilanz über das bisherige Leben zu ziehen und die Frage nach dem Lebenssinn zu stellen. Nicht verwirklichte Lebenspläne müssen vielleicht verabschiedet werden, und es bedarf einer Versöhnung damit, dass gewisse Anteile der eigenen Persönlichkeit nicht gelebt werden konnten. Dies wird den Rahmen einer Krisenintervention meist sprengen, daher bedarf es vor dem Abschluss einer sorgfältigen Planung längerfristiger psychiatrisch-psychotherapeutischer Hilfe. Psychiatrische und speziell medikamentöse Therapie und Psychotherapie schließen einander keinesfalls aus, dies gilt besonders für die Selbstwertkrisen des höheren Lebensalters. Die Effektivität von Psychotherapie im Alter ist mittlerweile mehrfach belegt (Radebold 1992; Hirsch, Bruder & Radebold, 2002; Hirsch, 2011). Das Angebot muss aber stärker an die aktuelle Lebenssituation des älteren Menschen angepasst werden.

Fallbeispiel Herr L.:

Ein 75-jähriger Mann (Herr L.) kommt auf Grund einer Trennungskrise in die psychotherapeutische Praxis. Seine deutlich jüngere Partnerin hatte sich nach 18-jähriger Beziehung für ihn vollkommen überraschend getrennt. Dies geschah kurz nach einer Knieoperation, die ihn vorübergehend sehr einschränkte. Sie teilte ihm mit, dass ihre Liebe erloschen sei, was umso unverständlicher für ihn war, als sie erst ein Jahr zuvor geheiratet hatten. Zum Zeitpunkt des Erstkontaktes hat Herr L. eine schwere depressive Episode; er leidet an massiven Schlafstörungen und hat ernsthafte Suizidgedanken. Die Partnerin hatte auf Grund der Suiziddrohungen den Kontakt vollkommen abgebrochen und die Scheidung eingereicht. Er erlebt dies als eine weitere unerträgliche Kränkung. Er fühlt sich todunglücklich und sieht keinen Sinn mehr im Leben. Da ihm aber seine praktische Ärztin, zu der er eine vertrauensvolle Beziehung hat, den Praxisbesuch empfohlen hat, ist er bereit zu diesem Therapieversuch.

Das Erstgespräch verläuft offen. Allerdings will der Klient den Therapeuten nicht in seine offenbar konkreten Suizidvorbereitungen einweihen, vermutlich aus Sorge, er würde dann stationär eingewiesen. Herr L. ist sozial isoliert, er hat den Kontakt zu seiner Tochter und deren sechsjährigem Sohn nach mehreren Konflikten abgebrochen. Auf die Frage, was ihn am Leben halte, meinte er, dass er seinen kleinen, allerdings kranken Hund nicht alleine lassen könne. Auffallend war von Beginn an die emotional sehr distanzierte Art, über sich und seine Situation zu sprechen. Der Therapeut macht sich große Sorgen, nimmt in der Gegenübertragung die Verzweiflung, Kränkung und die massive Wut wahr und fühlt sich durch die Suiziddrohungen unter Druck gesetzt. Die Kontaktaufnahme gelingt hinlänglich gut.

Im Vordergrund der Krisenintervention steht zunächst, die abgespaltenen Gefühle im Sinne des Containens (vgl. Kap. 4) aufzufangen und dadurch den Klienten zu halten. Dies ist für Herrn L. sehr entlastend, auch wenn er später in etwas abwertender Weise meint, der Therapeut wäre zu diesem Zeitpunkt zu passiv gewesen: „Sie haben ja gar nichts gesagt." Wie er später erzählt, waren die Suizidpläne konkret, er hatte sich alle notwendigen Mittel bereits im Internet besorgt und zu Hause aufbewahrt. Versuche ihn zu motivieren, andere Ziele im Leben zu suchen, neue Beziehungen zu knüpfen oder alte wiederzubeleben, bleiben lange Zeit erfolglos.

Erst in der anschließenden Psychotherapie ist eine konstruktive Bearbeitung der Aggression und der Kränkung möglich. Ein Wendepunkt ist die gerichtliche Ablehnung der Scheidungsklage seiner Frau. Er kann nun seine Wut konstruktiv nutzen und reicht, nachdem er erfahren hatte, dass seine Frau in einer neuen Beziehung lebt, seinerseits die Scheidungsklage ein, der stattgegeben wird. Danach löst sich die suizidale Einengung auf und es wird ihm möglich, neue Kontaktmöglichkeiten zu suchen. Auch die Beziehung zu seiner Tochter hat sich normalisiert. Er hat mittlerweile einen deutlich besseren Zugang zu seiner Gefühlswelt und entwickelt auch eine erstaunliche Neugier auf andere Menschen. Das „Parzival-Syndrom" ist fast verschwunden.

Kommentar: *Die Trennungskrise hat die Selbstwertproblematik des Klienten aktiviert. Diagnostisch handelt es sich somit um eine narzisstische Krise einer narzisstischen Persönlichkeit mit schizoiden Zügen. Herr L. war in einer emotional verarmten Atmosphäre allein mit seiner Mutter aufgewachsen, der Vater war zunächst eingerückt und hatte unmittelbar nach dem Krieg die Familie verlassen. Er spricht von seinem „Parzival-Syndrom", nämlich seiner Scheu, Menschen, mit denen er zu tun hat, nach ihrem Befinden oder ihren Sorgen zu fragen. Er glaubt, damit in unzulässiger Weise Grenzen zu überschreiten. Hinter der emotionalen Flachheit ist massive Wut zu spüren, die er in Form der Suizidalität gegen sich selbst richtet. Trotz der Ambivalenz dem Kriseninterventionsangebot gegenüber gelingt es schließlich doch, eine tragfähige Bindung aufzubauen. Von seiner Hausärztin erhält er eine antidepressive Medikation, die er aber nur als mäßig hilfreich erlebt.*

Man sieht hier einige Aspekte der Schwierigkeiten, mit denen man in der Arbeit mit älteren Menschen zu tun hat. Ältere Menschen, besonders Männer, sind oft misstrauisch und skeptisch Beratungs- und Therapieangeboten gegenüber. Sie sind in einer Zeit aufgewachsen, in der es absolut unüblich war, Hilfe von außen anzunehmen. Wie viele ältere Männer ist Herr L. isoliert und nicht gewohnt, über sich und seine Gefühle zu sprechen. Viele Verluste im Alter haben eine gewisse Endgültigkeit; so zweifelt Herr L. daran, jemals wieder eine Partnerin zu finden. Die Kränkung war besonders groß, da seine Frau ihn in einer Situation verließ, in der er sich mit zunehmenden körperlichen Einschränkungen durch seine Knieoperation auseinandersetzen musste. Entsprechend schwierig gestaltete sich die Beziehungsaufnahme und der Therapeut war lange Zeit besorgt und fühlte sich oft hilflos und ohnmächtig. Vermutlich hatten diese Gegenübertragungsgefühle ihre Entsprechung im Klienten. Auch er fühlte sich ohnmächtig und hilflos, konnte diese Gefühle nicht ertragen und musste sie abspalten. So wie er sich durch seine Ex-Partnerin entwertet fühlte, hat er auch den Therapeuten und die gemeinsame Arbeit immer wieder entwertet.

8.4.4 Perspektiven der Krisenarbeit mit älteren Menschen

Den Bezugspersonen, die in die Betreuung älterer Menschen eingebunden und diesen vertraut sind, kommt eine besondere Rolle zu. Dazu gehören insbesondere die Hausärzte. Sie kennen die Patienten meist über einen längeren Zeitraum und sind dadurch eher in der Lage, die körperliche und psychische Symptomatik richtig einzuordnen und somit eine Gefährdung rechtzeitig zu erkennen. Oftmals besteht ein besonderes Vertrauensverhältnis, wodurch ein Gesprächsangebot bzw. ein Behandlungsvorschlag des Arztes eher angenommen werden kann.

40–70 % aller älteren Suizidenten waren innerhalb der letzten 30 Tage vor dem Suizid in einer Erstversorgung vorstellig (Cattel & Jolley, 1995), hingegen machen ältere Menschen seltener von psychiatrischen Hilfseinrichtungen Gebrauch (Conwell et al., 2000; Conwell, 2009).

Auch Mitarbeiter ambulanter und stationärer Alten- und Krankenpflegeeinrichtungen können zu Vertrauenspersonen werden. Somit ist auch die Zusammenarbeit mit stationären und ambulanten Einrichtungen, die in der Versorgung älterer Menschen eine Rolle spielen, wichtig. Diese Berufsgruppen dürfen mit ihren Problemen nicht alleingelassen werden. Schulungsmaßnahmen und bessere Vernetzung sind unerlässliche Bestandteile guter Suizidprävention. Ziel von Schulungen ist es, für die Themen zu sensibilisieren, Hemmschwellen abzubauen und Kompetenz im Umgang mit psychosozialen Krisen und suizidalen Entwicklungen älterer Menschen zu vermitteln. So verbessern sich die Chancen, dass die geschulten

Kollegen Depression und Suizidgefährdung im Alter erkennen, richtig einschätzen und eine frühzeitige Behandlung in die Wege leiten.

Das negative gesellschaftliche Altersbild kann sich auch ungünstig auf das Selbstkonzept älterer Menschen auswirken. Somit stellt die Aufklärung der Öffentlichkeit über Probleme des Älterwerdens mit dem Ziel einer Einstellungs- und Verhaltensänderung in der Bevölkerung ein eminent wichtiges übergeordnetes Ziel dar. Die frühzeitige Thematisierung existentieller Fragen am Lebensende sollte auch dazu beitragen, dass sich Menschen früher auf Altersprobleme und unvermeidliche Einbußen von Selbstständigkeit einstellen und sich mit den Fragen nach dem Lebenssinn oder der eigenen Endlichkeit auseinandersetzen. Es gibt keine allgemeingültigen Antworten, jeder Mensch ist gefordert, seine individuellen Lösungen zu finden. Es ist wichtig zu sehen, dass es auch in einem hohen Lebensalter noch viele Menschen gibt, die ihr Leben selbstständig führen können. Sie leben im eigenen Haushalt, haben durch ihre Lebenserfahrung viele Ressourcen und Bewältigungsstrategien, sind in ein tragfähiges soziales Netz eingebettet oder können sich bei Bedarf Fremdhilfe organisieren. Vielen gelingt die Neuausrichtung ihres Lebens. Über 70 % erleben keine gravierende Einschränkung ihrer geistigen Leistungsfähigkeit. Neben Gewohntem ergeben sich neue Möglichkeiten und Aufgaben.

Öffentliche Medien sollten über die spezifischen Probleme, aber auch über die Chancen des Älterwerdens berichten und so zur Enttabuisierung der Themen beitragen. Das Nennen konkreter professioneller Hilfsmöglichkeiten kann helfen, Hemmschwellen abzubauen.

Es ist notwendig, der Isolation und Vereinsamung älterer Menschen entgegenzuwirken. „Präventive Strategien müssen Interesse an und Verbundenheit mit anderen vermitteln" (Wächtler, 2009, S. 79). Neue Behandlungskonzepte für ältere Menschen sind zu entwickeln und Behandlungseinrichtungen bereitzustellen, die an den Bedürfnissen der Betroffenen orientiert sind. Auf Grund zunehmender Multimorbidität und den damit einhergehenden lebenspraktischen Einschränkungen ist die problemlose Erreichbarkeit ein wichtiger Faktor bei der Entscheidung, Hilfseinrichtungen in Anspruch zu nehmen. Dementsprechend ist ein Ausbau wohnortnaher Einrichtungen wünschenswert, ebenso wie die Bereitstellung zugehender Unterstützungsangebote, z. B. spezieller Telefonkontaktdienste für ältere Menschen. Als positives Beispiel kann ein Projekt in Oberitalien gelten: Ein Telefondienst garantiert regelmäßige Anrufe bei hochbetagten, alleinstehenden Menschen. Dieses Angebot führte zu einer deutlichen Senkung der Suizidrate dieser Altersgruppe (De Leo, Buono & Dwyer, 2002). Spezifische Angebote sollen von einem Grundwissen über die heutigen Lebensprobleme älterer Menschen geprägt sein. Es bedarf sozialer Begegnungsräume, wo auch über Befindlichkeiten und Probleme gesprochen werden kann. Die bessere Vernetzung älterer Menschen untereinander, eventuell in Form aufsuchender Laienbetreuung durch andere Ältere, wäre ein weiterer sinnvoller Zugang. Man sollte in diesem Zusammenhang auch deren Fähigkeit nicht unterschätzen, sich mit den neuen Medien vertraut zu machen, was alternative Möglichkeiten der Kontaktaufnahme über das Internet ermöglicht (E-Mail-Beratung, Chat-Beratung).

8.5 E-Mail-Beratung von Menschen in Krisen

8.5.1 Grundsätzliche Überlegungen zur Nutzung des Internets

Unter den Grundprinzipien der Krisenintervention hat Flexibilität im Umgang mit den Betroffenen einen besonders hohen Stellenwert. Flexibilität bedeutet auf gesellschaftliche Entwicklungen rasch zu reagieren und Menschen in Krisen dort zu begegnen, wo sie Hilfe suchen. Auf Grund der rasanten Verbreitung neuer Medien versuchen immer mehr Menschen, im Internet Unterstützung zu finden.

Bei der Suche stoßen Betroffene sehr rasch auf problematische Webseiten wie Suizidforen. Diese Suizidforen bieten die Möglichkeit der Diskussion verschiedenster Aspekte des Themas Suizid in Form von sogenannten Postings (Mitteilungen werden an ein Forum gesendet und können auf der Webseite von allen Interessierten abgerufen werden; dies funktioniert ähnlich wie ein schwarzes Brett) oder in Chatrooms (Nachrichten werden unmittelbar von anderen Teilnehmern gelesen und können sofort beantwortet werden). Eine letztgültige Aussage über die Bedeutung dieser Foren für suizidale Handlungen ist nur schwer zu treffen. Sehr wohl lassen sich aber spezielle Gefahren der Forendiskussion definieren: Besonders problematisch ist die Möglichkeit, Informationen über bestimmte Suizidmittel zu erhalten, sich diese leichter zu beschaffen bzw. detaillierte Anleitungen zum Suizid zu finden. Menschen in akuten Krisensituationen sind besonders suggestibel. Sie versuchen jede Hilfe zu bekommen, die möglich ist, sie ergreifen sozusagen jeden Strohhalm und unterscheiden dabei oft nicht zwischen konstruktiven und destruktiven Bewältigungsstrategien. Das vordringlichste Ziel vieler Betroffener ist es, Spannung und Druck abzubauen. Zusätzlich ist bekannt, dass das Wissen um Details vollzogener Suizide zu sogenannten Imitationseffekten führen kann, d. h. Menschen, für die Suizid eine Möglichkeit unter anderen darstellt, könnten dadurch zu suizidalen Handlungen angeregt werden (vgl. Kap. 3.2.2).

Eine Wiener Forschergruppe (Till & Niederkrotenthaler, 2014) hat festgestellt, dass die Gefahr besteht, dass verzweifelte Menschen, die im Internet Unterstützung suchen, zunächst eher problematische Seiten und erst später Hilfsangebote finden. Generell muss also das Ziel professioneller Anstrengungen sein, alternativ zu den einschlägigen Suizidforen und anderen nichtprofessionellen Angeboten im Internet niederschwellige Hilfe für Menschen in Krisen anzubieten, die sich an den Bedürfnissen der Zielgruppe orientiert. Dazu gehören E-Mail-Beratung, geleitete Chats etc. Erfahrungen zeigen, dass derartige Angebote gut angenommen werden. Beratung im Internet wird umso eher von Betroffenen genutzt, je leichter und unmittelbarer die Kontaktaufnahme geschieht und je rascher die gewünschte Kommunikation hergestellt werden kann bzw. je rascher die Antwort von institutioneller Seite erfolgt. So entspricht es dem typischen Benutzerverhalten, Information und Angebot im WWW z. B. während der Abendstunden abzurufen und sich danach unmittelbar mittels E-Mail an die Einrichtung zu wenden, um Hilfe für persönliche Probleme zu erhalten – unabhängig von den Öffnungszeiten einer Kriseninterventionsstelle.

Als Voraussetzungen für Onlineberatung haben sich erwiesen:

- Der Hilfesuchende nimmt über eine bestehende Website Kontakt mit der Kriseneinrichtung auf. Dabei erhält er Vorinformationen über das Angebot;
- ein spezielles Softwareprogramm garantiert Sicherheit im Sinne von Datenschutz und Wahrung der Anonymität. Kommunikation über ein herkömmliches E-Mail-Programm ist mit einem hohen Risiko belastet, dass die Verschwiegenheit nicht gewahrt werden kann. Juristen raten daher von einer derartigen Kommunikation ab, selbst wenn der Betroffene diese selbst wählt (Bossenmayer, 2013);
- eine Antwort sollte, wie bei einem sinnvollen Krisenangebot üblich, innerhalb von 24–48 Stunden erfolgen;
- auf Grund der Zeitversetztheit der Antwortmail ist Onlineberatung für ganz akute Situationen und Notfälle, die eine unmittelbare Intervention erfordern, nicht geeignet. Darauf muss bereits vor dem Beginn des Kontaktes aufmerksam gemacht und auf entsprechende Notfallnummern hingewiesen werden.

8.5.2 Krisenintervention und Beratung per E-Mail

Der Onlineberater versucht zunächst zu verstehen, was das genaue Anliegen des Schreibers ist. Dies stellt oftmals eine Herausforderung dar, besonders wenn die Mail des Hilfesuchenden sehr umfangreich ist. Da Krisenberatung per E-Mail – so wie andere Formen der Krisenintervention – zeitlich begrenzt ist, muss bald ein Fokus herausgearbeitet werden. Im ersten Antwortschreiben wird versucht, auf einfühlsame Weise einen tragfähigen Kontakt herzustellen und offene Fragen zu klären. Im Schreibstil orientiert man sich an der Alltagssprache, dies fördert den Kontakt im Unterschied zu einer literarischen Ausdrucksweise. Überraschenderweise kann man die Erfahrung machen, dass relativ schnell eine tragfähige Beziehung entstehen kann, manchmal sogar schneller als bei anderen Beratungsformen. Da der Empfänger der Mail zunächst keine konkrete Person ist, haben Klienten die Möglichkeit, sich ein individuelles Bild zu imaginieren. Erfahrungsgemäß fördert die schon beim Schreiben entstehende Projektionsbereitschaft eine milde positive Übertragung, die für eine konstruktive Arbeit an der Krise von Nutzen ist. Fremdheit und emotionale Schwelle sind reduziert. Die Anonymität erhöht das individuelle Ausmaß an Offenheit in der Problemkommunikation, Schamgefühle sind geringer (Kühne & Hintenberger, 2009; Dodier & Knatz, 2003).

Auch in der Onlineberatung wird versucht, den emotionalen Ausdruck des Schreibers zu fördern. Dies ist schwieriger als im persönlichen Kontakt. Der Berater versucht die Stimmung, die er beim Lesen wahrnimmt, behutsam zu spiegeln. Eine kleine Unterstützung können sogenannte Emoticons bieten, die allerdings in ihrer Aussagekraft beschränkt sind und dazu führen können, dass sich der Schreiber nicht ernstgenommen fühlt. Schwierig ist auch, dass zusätzliche Informationen wie Gestik, Mimik und Körperhaltung, die oft eine wichtige Funktion im therapeutischen Prozess haben, entfallen. Eine nonverbale Verstärkung seitens des Beraters ist nicht möglich ebenso wie eine differenzierte Wahrnehmung und Mitteilung von Gefühlen. Daraus können Missverständnisse entstehen.

Ein großer Vorteil ist, dass das Schreiben einen selbstreflexiven Prozess und eine Problemdistanzierung ermöglicht, noch bevor das konkrete Gegenüber erreicht wurde. In Zeiten höchster Not muss man sich nicht nach den Öffnungszeiten der Beratungseinrichtung richten, sondern kann sich durch das Schreiben sofort entlasten und hat gleichzeitig die Gewissheit, ein Gegenüber zu erreichen. Onlineberatung fördert den kreativen Ausdruck. Seitens des Beraters können Problemlösungswege aufgezeigt und Handlungsanregungen gegeben werden. Sachliche Informationen zum Problem und passende Unterstützungsangebote in der räumlichen Umgebung des Betroffenen werden zur Verfügung gestellt. E-Mail-Beratung hat eine spezielle Nachhaltigkeit. Klienten berichten, dass sie nach Beendigung der Begleitung immer wieder sowohl auf die eigenen Briefe wie auch auf die Antworten zurückgreifen.

Falls von der Person gewünscht, wird eine weiterführende Beratung per E-Mail angeboten. In akuten Krisensituationen wird versucht, den Hilfesuchenden zu motivieren, anzurufen oder persönlich eine Kriseninterventionseinrichtung aufzusuchen. Erfahrungsgemäß wünschen viele Kontaktsuchende aber eher eine weitere Onlineberatung.

Ein großes Problem, vor allen Dingen für die Berater, stellt die geringe Verbindlichkeit dar. Oft hat ein vermeintlicher Kontaktabbruch damit zu tun, dass Probleme gelöst, Anfragen zufriedenstellend beantwortet sind oder eine Empfehlung zur Weiterbetreuung aufgegriffen wird und Klienten keinen Anlass dafür sehen, nochmals zu schreiben. Gerade bei suizidalen oder gewaltbereiten Klienten ist man aber, wenn der Kontakt abbricht, unter Umständen rasch mit schwer lösbaren Problemszenarien konfrontiert.

Die Abklärung und der Umgang mit ernster Suizidalität oder Gewaltbereitschaft gehören überhaupt zu den schwierigsten Problemen der Onlineberatung. Die Erfahrung zeigt, dass etwaige Suizidgedanken auf Grund der Anonymität relativ bald geäußert werden. Grundsätzlich kann man bei der Einschätzung des Ausmaßes der Gefährdung auf die allgemeingültigen Warnsignale und Hinweise zurückgreifen (vgl. Kap. 3.1 und 3.2.3). Schwierig zu erkennen sind allerdings Täuschungsmanöver seitens des Klienten, wenn er z. B. versucht, anfänglich getätigte Aussagen zu relativieren, um den Berater zu beruhigen und zu verhindern, dass dieser schützende Maßnahmen in die Wege leitet. Zusätzlich zeigt sich, dass der Kontakt über neue Medien gerade für Klienten mit schwereren Störungen eine Möglichkeit des Agierens eröffnet und manipulatives Verhalten nicht selten ist. Man gerät dadurch als Berater gerade bei Suiziddrohungen oder aggressiven Inhalten erheblich unter Druck. Im Notfall müssen die üblichen Maßnahmen gesetzt werden, sofern der Klient nicht bereit ist, sich selbst oder andere glaubhaft zu schützen und zumindest persönliche Hilfe in Anspruch zu nehmen (vgl. Kap. 3.2.3).

Auf der anderen Seite gestaltet sich die adäquate Beendigung einer Krisenintervention in angemessener Zeit gelegentlich schwierig. Klienten schreiben trotz anderslautender Vereinbarungen weiter, äußern wieder Suizidgedanken oder schreiben Mails mit aggressiven Inhalten. Das macht es schwierig, den Kontakt zu beenden, obwohl das vereinbart war. Hier bedarf es klarer Aussagen seitens des Beraters, da längere Begleitungen den Rahmen von Kriseninterventionseinrichtungen rasch sprengen.

E-Mail-Beratung stellt – trotz der erwähnten Schwierigkeiten – eine überaus wichtige Ergänzung des Angebots von Kriseneinrichtungen dar. Sie bietet die Möglichkeit, Menschen zu erreichen, die aus unterschiedlichsten Gründen nicht in der Lage sind, telefonische oder persönliche Unterstützung in Anspruch zu nehmen. Es handelt sich um eine eigenständige Form der Beratung, die ganz spezielle Anforderungen an die Helfer stellt. Angesichts der angesprochenen Probleme bedarf es sicher noch einer weiteren Ausdifferenzierung der Methodik.

9

Literatur

Abrahamson, L.Y., Metalsky, G.I. & Alloy, L.B. (1989). Hopelessness depression: A theory based subtype of depression. *Psychological Review, 96,* 358–372.

Altenhöfer, A. (2007). Suizidalität im höheren Lebensalter. *Suizidprophylaxe, Theorie und Praxis, Jg. 34, 130* (3), 146–154.

Amery, J. (1976). *Hand an sich legen. Diskurs über den Freitod.* Stuttgart: Klett-Cotta.

Antonovsky, A. (1993). Gesundheitsforschung versus Krankheitsforschung. In A. Franke & M. Broda (Hrsg.), *Psychosomatische Gesundheit* (S. 3–14). Tübingen: dgvt-Verlag.

Antonovsky, A. (1997). Salutogenese: Zur Entmystifizierung der Gesundheit (dt. erw. Hrsg. von A. Franke). Tübingen: dgvt-Verlag.

Arnett, J.J. (2000). Emerging adulthood: A theory of development from the late teens through the twenties. *American Psychologist, 55,* 469–480.

Barwinsky-Fäh, R. (1990). *Die seelische Verarbeitung der Arbeitslosigkeit. Eine quantitative Längsschnittstudie mit älteren Arbeitslosen.* München: Profil.

Barwinsky-Fäh, R. (1995). Arbeitslosigkeit macht krank. *Schriftenreihe der Schweizerischen Stiftung Pro Mente Sana, 16,* 56–57.

Baurmann, J.G. (2014). Allein mit Kind macht arm. *Die Zeit, 41* (1.10.2014), 28–29.

Berger, P. & Riecher-Rössler, A. (2004). Grundlagen der effektiven Krisenintervention in der Psychiatrie. In A. Riecher-Rössler, P. Berger, A.T. Yilmaz & R. Stieglitz (Hrsg.), *Psychiatrisch-psychotherapeutische Krisenintervention* (S. 31–46). Göttingen: Hogrefe.

Bernstein, D.A. & Borcovec, T.D. (2000). *Entspannungstraining. Handbuch der „progressiven Muskelentspannung" nach Jacobson.* München: Klett-Cotta.

Bion, W.R. (1992). *Lernen durch Erfahrung.* Frankfurt a. M.: Suhrkamp.

Bossenmayer, J. (2013). www, @ & Co. E-Mailsicherheit in der Patientenkommunikation. *PiD – Psychotherapie im Dialog, 14,* 10–11.

Bowlby, J. (2006). *Verlust, Trauer und Depression.* München: Reinhardt.

Bronisch, T., Bohus, M., Dose, M., Reddemann, L. & Unckel, Ch. (2000). *Krisenintervention bei Persönlichkeitsstörungen. Therapeutische Hilfe bei Suizidalität, Selbstschädigung, Impulsivität, Angst und Dissoziation.* Stuttgart: Pfeiffer.

Brückner, B. (2010). „Alter schützt vor Torheit nicht". Alterskrisen als Aufgabe der Krisenintervention. In W. Müller & U. Scheuermann (Hrsg.), *Praxis Krisenintervention* (S. 208–215). Stuttgart: Kohlhammer.

Brunner, S. (2004). Krisenintervention bei häuslicher und sexueller Gewalt. In A. Riecher-Rössler, P. Berger, A.T. Yilmaz & R. Stieglitz (Hrsg.), *Psychiatrisch-psychotherapeutische Krisenintervention* (S. 264–273). Göttingen: Hogrefe.

Caplan, G. (1964). *Principles of preventive psychiatry.* New York/London: Basic Books.

Catell, H. & Jolley, D.J. (1995). One hundred cases of suicide in elderly people. *British Journal of Psychiatry, 166,* 451–457.

Ciompi, L. (2000). Krisentheorie heute – eine Übersicht. In U. Schnyder & J.D. Sauvant (Hrsg.), *Krisenintervention in der Psychiatrie* (S. 13–25). Bern: Hans Huber.

Conwell, Y. (2009). Suicide prevention in later life: a glass half full or half empty? *American Journal of Psychiatry, 166,* 845–848.

Conwell, Y., Duberstein, P.R. & Caine, E.D. (2002). Risk factors for suicide in later life. *Biological psychiatry, 52,* 193–204.

Conwell, Y., Lyness, J.M., Cuberstein, P.R., Cox, C., Seidlitz, L. & DiGiogio, A. (2000). Completed suicide among older patients in primary care practices: a controlled study. *Journal of the American Geriatric Society, 48,* 23–29.

Cullberg, J. (1978). Krisen und Krisentherapie. *Psychiatrische Praxis, 5,* 25–34.

De Leo, D., Buono, M. & Dwyer, J. (2002). Suicide among the elderly: the long term impact of a telephone support and assessment intervention in northern Italy. *British Journal of Psychiatry, 81,* 226–229.

Der Standard (2014). *Einkommensungleichheit hemmt Wirtschaftswachstum* (9.12.2014), S. 9.

Dilling, H., Mombour, W. & Schmidt, M.H. (Hrsg.). (1993). *Internationale Klassifikation psychischer Störungen ICD-10.* Bern/Göttingen/Toronto/Seattle: Huber.

Dodier, B. & Knatz, B. (2003). *Hilfe aus dem Netz. Theorie und Praxis der Beratung per E-Mail* (Leben Lernen 164). München: Klett-Cotta.

Dorrmann, W. (1991). *Suizid. Therapeutische Interventionen bei Selbsttötungsabsichten.* München: Pfeiffer.

Dross, M. (2001). *Krisenintervention.* Göttingen: Hogrefe.

Ekesparre, v. D. (2000). „Das ist der halbe Tod." Psychosoziale und gesundheitliche Folgen von Arbeitslosigkeit. In M. Hirsch (Hrsg.), *Psychoanalyse und Arbeit* (S. 51–75). Göttingen: Vandenhoeck & Ruprecht.

Erikson, E.H. (1966). *Identität und Lebenszyklus.* Frankfurt a. M.: Suhrkamp.

Erlemeier, N. (2004). Zur Versorgungslage suizidaler alter Menschen in Deutschland. *Suizidprophylaxe, Theorie und Praxis, Jg. 31, 118* (2), 25–30.

Ermann, F. (2007*). Psychosomatische Medizin und Psychotherapie, ein Lehrbuch auf psychoanalytischer Grundlage.* Stuttgart: Kohlhammer.

Etzersdorfer, E. & Sonneck, G. (1998). Preventing suicide by influencing mass-media reporting. The Viennese experience 1980–1996. *Archives of Suicide Research, 4,* 67–74.

Etzersdorfer, E., Sonneck, G. & Voracek, M. (2001). A dose-response relationship of imitational suicides with newspaper distribution. *Australian and New Zealand Journal of Psychiatry, 35,* 251.

Fischer, G. & Riedesser, P. (1998). *Lehrbuch der Psychotraumatologie.* München/Basel: Ernst Reinhardt.

Freud, S. (1917/2000). *Trauer und Melancholie.* Studienausgabe, Band III. Frankfurt a. M.: Fischer.

Freytag, R., Giernalczyk, T., Rausch, K., Schuldt, K.H., Wedler, H. & Witte, M. (1998). Leitlinien der Deutschen Gesellschaft für Suizidprävention zur Organisation von Krisenintervention. In T. Giernalczyk & R. Freytag (Hrsg.), *Qualitätsmanagement von Krisenintervention und Suizidprävention* (S. 213–219). Göttingen: Vandenhoeck & Ruprecht.

Golan, N. (1983). *Krisenintervention. Strategien psychosozialer Hilfen.* Freiburg i. Br.: Lambertus.

Gorer, G. (1965). *Death, Grief and Mourning in Contemporary Britain.* London: Tavistock Publications.

Heim, E. (2000). Der Bewältigungsversuch in Krise und Krisenintervention. In U. Schnyder & J.D. Sauvant (Hrsg.), *Krisenintervention in der Psychiatrie* (S. 27–43). Bern/Göttingen/Toronto/Seattle: Hans Huber.

Henseler, H. (1984). *Narzisstische Krisen. Zur Psychodynamik des Selbstmords.* Opladen: Westdeutscher Verlag.

Henseler, H. & Reimer, Ch. (1981). *Selbstmordgefährdung. Zur Psychodynamik und Psychotherapie.* Stuttgart/Bad Cannstatt: problemata frommann-holzboog.

Herman, J.L. (1993). *Die Narben der Gewalt.* München: Kindler.

Hirsch, R.D. (2011). Aspekte zur Psychotherapie der Suizidalität im höheren Lebensalter. *Suizidprophylaxe, Theorie und Praxis, Jg. 38, 144* (1), 13–25.

Hirsch, R.D., Bruder, J. & Radebold, H. (Hrsg.). (2002). *Suizidalität im Alter. Schriftenreihe der Deutschen Gesellschaft für Gerontopsychiatrie und -psychotherapie, Band 4.* Bonn/Hamburg/Kassel: Die Deutsche Bibliothek.

Hoffmann, S.O. (2007). Das Selbst. *Persönlichkeitsstörung, Theorie und Therapie, 1,* 12–20.

Huber, M. (2003). *Wege der Traumabehandlung.* Paderborn: Junfermann.

Jacobson, G.F. (1974). Programs and Techniques of Crisis Intervention. In S. Arieti (Ed.), *American Handbook of Psychiatry, Vol. II* (pp. 810–823). New York: Basic Books.

Jahoda, M., Lazarsfeld, P.F. & Zeisel, H. (1933/1980). *Die Arbeitslosen von Marienthal. Ein soziographischer Versuch.* Frankfurt a. M.: Suhrkamp.

James, R.K. & Gilliland, B.E. (2001). *Crisis intervention strategies* (4th ed.). Pacific Grove, CA: Brooks/Cole.

Kahre, O. & Felber, W. (2001). *Krisis – Konzeptgeschichtlicher Betrachtungen zu einem psychiatrischen Schlüsselbegriff.* Suizidologie, Band 12. Regensburg: Roderer.

Kast, V. (1983). *Trauern. Phasen und Chancen des psychischen Prozesses.* Stuttgart: Kreuz.

Kast, V. (1987). *Der schöpferische Sprung. Vom therapeutischen Umgang mit Krisen.* Olten: Walter.

Kast, V. (2000). *Lebenskrisen werden Lebenschancen. Wendepunkte des Lebens aktiv gestalten.* Freiburg: Herder Spektrum.

Kernberg, O.F. (1993). *Psychodynamische Therapie bei Borderlinepatienten.* Bern/Göttingen/Toronto/Seattle: Huber.

Kessler, R.C., Sonnega, A., Bromet, E., Hughes, M. & Nelson, C.B. (1995). Posttraumatic Stress Disorder in the National Comorbidity Survey. *Archives of General Psychiatry, 52,* 1048–1060.

Kind, J. (1992). *Suizidal: Die Psychoökonomie einer Suche.* Göttingen: Vandenhoeck & Ruprecht.

Köhler, T. (2015). *Psychopharmakotherapie. Handwerk der Psychotherapie, Band 5.* Tübingen: Psychotherapie-Verlag.

Krampen, G. (1992). *Einführungskurs zum Autogenen Training. Ein Lehr- und Übungsbuch für die psychosoziale Praxis.* Göttingen/Stuttgart: Verlag für angewandte Psychologie.

Krebs-Roubicek, E. (2004). Krisenintervention bei älteren Menschen. In A. Riecher-Rössler, P. Berger, A.T. Yilmaz & R. Stieglitz (Hrsg.), *Psychiatrisch-psychotherapeutische Krisenintervention* (S. 340–350). Göttingen: Hogrefe.

Kruse, A. (2009). Lebensläufe und Lebenswirklichkeit älterer Menschen in Deutschland. *Suizidprophylaxe, Theorie und Praxis, Jg. 36, 136,* 5–11.

Kühne, S. & Hintenberger, G. (Hrsg.). (2009). *Handbuch der Onlineberatung. Psychosoziale Beratung online gestalten.* Göttingen: Vandenhoeck & Ruprecht.

Ladenbauer, W. (2000). Der andere (Anteil) im KB. Überlegungen zu den Techniken Einfühlung, Identifikation, Rollenübernahme (Rollenwechsel), Rollentausch und Doppeln in der Begleitung katathymer Bilder. *Imagination, 2,* 5–33.

Lammers, C.H., Röpke, S. & Dulz, B. (2007). Selbstwert und Borderlinepersönlichkeitsstörung. *Persönlichkeitsstörung, Theorie und Therapie, 1,* 31–40.

Lamprecht, F. (2000). *Praxis der Traumatherapie. Was kann EMDR leisten?* Stuttgart: Pfeiffer.

Lamprecht, F., Lempa, W. & Sack, M. (2000). Die Behandlung Posttraumatischer Belastungsstörungen mit EMDR. *Psychotherapie im Dialog, 1,* 45–51.

Langkafel, M. (2000). Die Posttraumatische Belastungsstörung. *Psychotherapie im Dialog, 1,* 3–12.

Langs, R. (1978a). Interventions in the Bipersonal Field. In R. Langs (Ed.), *Classics in Psychoanalytic Technique* (pp. 279–302). London/New York: Aronson.

Langs, R. (1978b). The Adoptional-Interactional Dimension of Counter Transference. In R. Langs (Ed.), *Classics in Psychoanalytic Technique* (pp. 217–232). London/New York: Aronson.

Lazar, R. (1996). „Container-Contained" und die hilfreiche Beziehung. In M. Ermann (Hrsg.), *Die hilfreiche Beziehung* (S. 68–91). Göttingen: Vandenhoeck & Ruprecht.

Lindemann, E. (1944). Symptomatology and Management of Acute Grief. *American Journal of Psychiatry, 101,* 141–148.

Lorenz, R. (2005). *Salutogenese.* München/Basel: Ernst Reinhardt.

Mann, J., Waternaux, C., Haas, G. & Malone, K. (1999). Toward a Clinical Model of Suicidal Behavior in Psychiatric Patients. *American Journal of Psychiatry, 156,* 181–189.

McFarlane, A. (1997). The Prevalence and Longitudinal Course of PTSD. Implications for the Neurobiological Models of PTSD. *Annals of the New York Academy of Sciences, 821,* 10–23.

Mentzos, S. (1996). *Depression und Manie.* Göttingen: Vandenhoeck & Rupprecht.

Mentzos, S. (2005). *Neurotische Konfliktverarbeitung. Einführung in die psychoanalytische Neurosenlehre unter Berücksichtigung neuer Perspektiven.* Frankfurt a. M.: Fischer.

Müller, W. & Scheuermann, U. (Hrsg.). (2010). *Praxis Krisenintervention.* Stuttgart: Kohlhammer.

Niederkrotenthaler, T. & Sonneck, G. (2007). Assessing the impact of media guidelines for reporting on suicides in Austria: interrupted time-series analysis. *Australian and New Zealand Journal of Psychiatry, 41,* 419–428.

Petzold, H.G. (1992). *Integrative Therapie.* Paderborn: Junfermann.

Pohlmeier, H. (1983). *Selbstmord und Selbstmordverhütung.* München/Wien/Baltimore: Urban & Schwarzenberg.

Pöldinger, W. (1968). *Die Abschätzung der Suizidalität.* Bern: Huber.

Radebold, H. (1992). *Psychodynamik und Psychotherapie Älterer.* Berlin: Springer.

Rando, A. (2003). Trauern: Die Anpassung an Verlust. In J. Wittkowski (Hrsg.), *Sterben, Tod und Trauer* (S. 173–192). Stuttgart: Kohlhammer.

Raphael, B. & Wooding, S. (2003). Klinische Interventionen für Trauernde. In J. Wittkowski (Hrsg.), *Sterben, Tod und Trauer* (S. 226–244). Stuttgart: Kohlhammer.

Reddemann, L. (2001). *Imagination als heilsame Kraft.* Stuttgart: Pfeiffer.

Reddemann, L. (2004). *Psychodynamisch Imaginative Traumtherapie. PITT – Das Manual.* Stuttgart: Pfeiffer.

Reddemann, L. & Sachsse, U. (1997). Traumazentrierte Psychotherapie, Teil 1, Stabilisierung. *PTT Persönlichkeitsstörung, 3,* 113–147.

Reddemann, L. & Sachsse, U. (1998). Traumazentrierte Psychotherapie, Teil 2, Traumaexposition zur Traumasynthese. *PTT Persönlichkeitsstörung, 2,* 72–108.

Reddemann, L. & Stasing, J. (2013). *Imagination. Handwerk der Psychotherapie, Band 2.* Tübingen: Psychotherapie-Verlag.

Riecher-Rössler, A., Berger, P., Yilmaz, A.T. & Stieglitz, R. (Hrsg.). (2004). *Psychiatrisch-psychotherapeutische Krisenintervention.* Göttingen: Hogrefe.

Ringel, E. (1953). *Der Selbstmord.* Wien: Maudrich.

Ritter, K. & Lammers, C.H. (2007). Selbstwert und Narzissmus. *Persönlichkeitsstörung, Theorie und Therapie, 1,* 41–49.

Rosenberg, L. (1998). Kraftquellen und Ressourcen in der KB-Therapie. *Imagination, 2,* 5–36.

Roth, G. (2007). *Persönlichkeit, Entscheidung und Verhalten.* Stuttgart: Klett-Cotta.

Rupp, M. (2003). *Notfall Seele.* Stuttgart: Thieme.

Rupp, M. (2004a). Ambulante psychiatrische Notfall- und Krisenintervention. In A. Riecher-Rössler, P. Berger, A.T. Yilmaz & R. Stieglitz (Hrsg.), *Psychiatrisch-psychotherapeutische Krisenintervention* (S. 100–116). Göttingen: Hogrefe.

Rupp, M. (2004b). Umgang mit gewalttätigen Patienten – Prinzipien der Deeskalation. In W. Müller & U. Scheuermann (Hrsg.), *Praxis Krisenintervention* (S. 265–277). Stuttgart: Kohlhammer.

Sachsse, U. (2004). *Traumazentrierte Psychotherapie.* Stuttgart: Schattauer.

Sauvant, D. (2000). Gedanken zur stationären Krisenintervention. In U. Schnyder & J.D. Sauvant (Hrsg.), *Krisenintervention in der Psychiatrie* (S. 85–109). Bern: Huber.

Schmidt, G. (2010). „Den Albtraum beenden ..." – Krisenintervention nach Traumatisierungen – ein Überblick. In W. Müller & U. Scheuermann (Hrsg.), *Praxis Krisenintervention* (S. 229–249). Stuttgart: Kohlhammer.

Schmidtke, A., Sell, R., Löhr, C., Gajewska, A. & Schaller, S. (2009). Epidemiologie und Demographie des Alterssuizids. *Suizidprophylaxe, Theorie und Praxis, Jg. 36, 136*, 12–19.

Schnyder, U. & Sauvant, J.D. (Hrsg.). (2000). *Krisenintervention in der Psychiatrie.* Bern: Huber.

Schröder-Abé, M. & Schütz, A. (2007). Selbstkonzept und Selbstwertschätzung. *Persönlichkeitsstörung, Theorie und Therapie, 1,* 3–11.

Seiffge-Krenke, I. (2014). *Lebensphasen.* Vorlesungsreihe bei den Lindauer Psychotherapiewochen 2014.

Sennet, R. (2000). *Der flexible Mensch. Die Kultur des neuen Kapitalismus.* Berlin: Siedler.

Sonneck, G., Goll, H., Kapitany, T., Stein, C. & Strunz, V. (2008). *Krisenintervention. Von den Anfängen der Suizidprävention bis zur Gegenwart.* Weitra: Bibliothek der Provinz.

Sonneck, G., Kapusta, N. & Tomandl, G. (Hrsg.). (2012). *Krisenintervention und Suizidverhütung.* Wien: Facultas.

Staemmler, F.M. (1993). *Therapeutische Beziehung und Diagnose.* Stuttgart: Pfeiffer.

Stein, C. (2008). Suizidalität im Alter. *Spectrum Psychiatrie, Kontinuierliche Fortbildung für Psychiater, Neurologen und Allgemeinmediziner, 2,* 18–21, und Sonderausgabe 2010, 11–13.

Stein, C. (2009). *Spannungsfelder der Krisenintervention.* Stuttgart: Kohlhammer.

Stein, C. (2012). Krisen bewältigen – KIP in der Krisenintervention. In H. Ullmann & E. Wilke (Hrsg.), *Handbuch Katathym Imaginative Psychotherapie* (S. 352–376). Bern: Hans Huber.

Stein, C. (2014). Krisenintervention bei akuter Traumatisierung und Krise. Stabilisierung – Konfrontation – Problemlösung. *Suizidprophylaxe, Theorie und Praxis, Jg. 41, 156,* 8–16.

Stohler, R. (2004). Krisenintervention bei Suchterkrankungen. In A. Riecher-Rössler, P. Berger, A.T. Yilmaz & R. Stieglitz (Hrsg.), *Psychiatrisch-psychotherapeutische Krisenintervention* (S. 227–232). Göttingen: Hogrefe.

Stromberger, C. (Hrsg.). (1990). *Lebenskrisen. Abschied vom Mythos der Sicherheit.* Wien: Verlag für Gesellschaftskritik.

Stuckler, D. & Basu, S. (2014). *Sparprogramme töten. Die Ökonomisierung der Gesundheit.* Berlin: Wagenbach.

Stuckler, D., Basu, S., Suhrcke, M., Coutts, A. & McKee, M. (2009). The Public health effect of economic crisis and alternative policy responses in Europe: an empirical analysis. *The Lancet, 374,* 315–323.

Stuckler, D., Basu, S., Suhrcke, M., Coutts, A. & McKee, M. (2011). Effects of the 2008 recession on health: A first look at European data. *The Lancet, 378,* 124–125.

Teising, M. (2004). Psychodynamische Aspekte der Suizidalität im Alter. *Suizidprophylaxe, Theorie und Praxis, 31,* 31–33.

Till, B. & Niederkrotenthaler, T. (2014). Surfing for Suicide Methods and Help: Content Analysis of Websites Retrieved With Search Engines in Austria and the United States. *J Clin Psychiatry, 75,* 1–7.

Till, W. (2004). Krisenintervention oder: „Beziehung gibt Halt". In M. Hochgerner, H. Hoffmann-Widhalm, L. Nausner & E. Wildberger (Hrsg.), *Gestalttherapie* (S. 232–252). Wien: Facultas.

Till, W. (2014). Krisenintervention – psychoanalytisch gesehen. Reflexionsräume unter Handlungsdruck. *Suizidprophylaxe, Theorie und Praxis, Jg. 41, 156,* 16–24.

Tomandl, G., Sonneck, G., Stein, C. & Niederkrotenthaler, T. (2013). *Leitfaden zur Berichterstattung über Suizid.* Verfügbar unter: www.kriseninterventionszentrum.at.

Tönnies, S. (2002). *Entspannung, Suggestion, Hypnose. Praxisanleitung zur Selbsthilfe und Therapie.* Heidelberg/Kröning: Asanger.

Ulich, D. (1987). *Krise und Entwicklung. Zur Psychologie der seelischen Gesundheit.* München/Weinheim: Psychologie Verlags Union.

Van der Kolk, B., McFarlane, C. & van der Hart, O. (2000). Ein allgemeiner Ansatz zur Behandlung der Posttraumatischen Belastungsstörung. In B. van der Kolk, C. McFarlane & L. Weisaeth (Hrsg.), *Traumatic Stress: Grundlagen und Behandlungsansätze* (S. 309–330). Paderborn: Junfermann.

Volkan, V. & Zintl, E. (2000). *Wege der Trauer.* Gießen: Psychosozial.

Wächtler, C. (2009). Präventive Aspekte der Suizidalität im höheren Lebensalter. *Suizidprophylaxe, Jg. 36, 137* (2), 76–81.

Wallnöfer, H. (1990). Grundlagen des Autogenen Trainings. In B.J.M. Diehl & T. Miller (Hrsg.), *Moderne Suggestionsverfahren* (S. 237–252). Heidelberg: Springer.

Wilkening, K. (1997). Wo finden alte Menschen Hilfe? Zum Aufbau und Ausbau neuer sozialer Netze. In R. Freytag & M. Witte (Hrsg.), *Wohin in der Krise? Orte der Suizidprävention* (S. 139–146). Göttingen: Vandenhoeck & Ruprecht.

Wilkening, K. (1998). *Wir leben endlich. Zum Umgang mit Sterben, Tod und Trauer.* Göttingen: Vandenhoeck & Ruprecht.

Wilkinson R. & Pickett K. (2009). *Gleichheit ist Glück. Warum gerechte Gesellschaften für alle besser sind.* Frankfurt a. M.: Zweitausendeins.

Winnicott, D.W. (1969). Übergangsobjekte und Übergangsphänomene. *Psyche, 23,* 667–679.

Winnicott, D.W. (1974). *Vom Spiel zur Kreativität.* Stuttgart: Klett-Cotta.

Wittkowski, J. (Hrsg.). (2003). *Sterben, Tod und Trauer.* Stuttgart: Kohlhammer.

Wolfersdorf, M., Mauerer, Ch., Bär, W., Le Pair, A. & Schüler, M. (2002). Suizidalität im Alter: Grundlagen und therapeutische Möglichkeiten. In R.D. Hirsch, J. Bruder & H. Radebold (Hrsg.), *Suizidalität im Alter. Schriftenreihe der Deutschen Gesellschaft für Gerontopsychiatrie und -psychotherapie, Band 4* (S. 141–161). Bonn/Hamburg/Kassel: Die Deutsche Bibliothek.